鍼灸・整骨業界を目指すキミへ

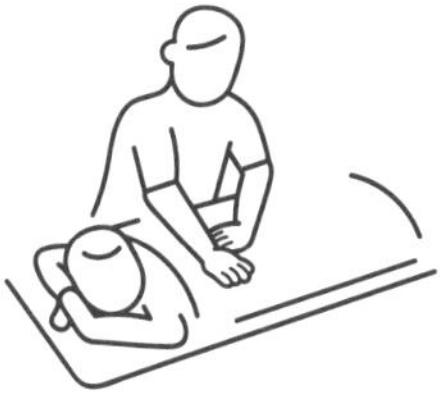

幻冬舎MC

はじめに

鍼灸・整骨、戦国時代――。

そう呼んでも差し支えないほど、現在は鍼灸院、整骨院、マッサージ院などの治療院が全国各地でしのぎを削っています。

厚生労働省の「平成30年衛生行政報告例（就業医療関係者）の概況」によると、その数は全国に14万765軒まで増えています。そういわれても、ピンとこない人のほうが多いかもしれませんが、私たちがよく目にするコンビニエンスストアの数ですら、6万軒を超えておらず（日本フランチャイズチェーン協会公表資料より）、その2倍以上の治療院が存在しているのです。

しかし治療院が乱立する一方で、市場は伸び悩んでいます。

2020年に発表された矢野経済研究所の市場調査によると、国内の柔道整復・鍼灸・マッサージ市場は２０１５年以降縮小傾向が続き、２０１８年も前年比98・２％の９４４０億円（事業者売上高ベース）と停滞しています。

同調査では、市場の縮小原因として、２０１５年に行われた、柔道整復市場の療養費の減額を挙げていますが、それ以上に治療院数の増加やリラクゼーションサロン・カイロプラクティック・整体などの民間資格サロン、整形外科など周辺業種との競争激化の影響があると分析しています。


このように限られた市場を奪い合う戦国時代に入っている業界において、今後何が起きるかといえば、「淘汰」です。

現在では、開業した個人治療院の約8割が、3年以内に廃業するといわれています。患者に選ばれない治療院はどんどん潰れ姿を消し、新たな店が生まれる――。弱肉強食のサバイバルが、すでに進行しているのです。

そんな状況のなか、人材の獲得競争もまた熾烈を極めています。

例えば、２０２１年の柔道整復師国家試験の合格者数は３０１１人でしたが、それを全国に約5万軒ある整骨院とそのほかの治療院で取り合っており、結果として新卒者の採用が何年もできていない治療院もざらにあります。業界全体で人材は「空前の売り手市場」となっており、現状として有資格者が就職先に困るようなことはありません。

さらに激しい競争の渦中で、鍼灸師や柔道整復師の考え方も変化しています。

一昔前は独立するのが当たり前でしたが、廃業のリスクを抱えて独立するより優良企業に長期間勤めたい、そんな安定志向が強くなっているのです。

しかし、資格を取り、できるだけいい治療院に就職さえすれば一生安泰なのかといわれれば、残念ながらそう甘くはありません。

もし今後淘汰されてしまう側の治療院に就職してしまえば、当然、将来のキャリア形成にはつながりません。サービス業において、一般的には500店舗程度展開していれば大手と呼ばれますが、この業界は最大規模のところでも200店舗を展開する程度で、有名飲食企業のような安定はまず望めません。

ただ「家から近いから」「雰囲気がいいから」などと、深く考えず選んだ治療院に勤め、転職を繰り返してきたような人はきっと後悔します。なぜなら施術家としての実力が磨かれておらず、流行に合わせたさまざまな施術ができないからです。また、マネジメントの経験もしていないような人材は、いくら資格があったとしても大手の治療院から選ばれることはありません。キャリアアップは望めず、一生現場に立ち続け、新人と変わらぬ給料で働くしかありません。

では、これから戦国時代に身を投じることになる新人施術家は、どのように力を磨き、キャリアを積んでいけばいいのか……。

それについての私なりの答えを示したのが、本書です。

私が代表を務める治療院では、現在大阪や関東を中心に14の鍼灸整骨院を展開し、年間19万人もの施術を行っています。

また私自身一人の施術家でもあり、30年にわたるキャリアを通じて、これまで100万人もの患者を施術し、腕を磨いてきました。

本書では、私の施術家としての経験、そしてマネジメントの経験を活かし、どんな時代になっても、どの場所でも必要とされる「最強の施術家」になるための心構えや方法を解説します。独立して個人治療院を開院するよりも、組織のなかでマネージャーや分院長を目指す、新しいキャリア形成についても言及しています。

そのために、就職にあたってはどういった視点で治療院を選べばいいかや、業界でどのようにキャリアを重ねていくのが理想的なのかなど、具体的なノウハウも紹介していきます。

本書が、自らの働き方やキャリアを考えるきっかけとなり、施術家という道を歩み続けるための道しるべとなったなら、これ以上うれしいことはありません。

鍼灸・整骨業界を目指すキミへ　目次

［第2章］　長く働ける治療院選びの3つの基準——

就職先としてベストな治療院とは？

［第3章］将来転職することになっても通用する、知識、技術、接遇の3つの力

［第4章］　独立よりも組織のなかでマネージャーや分院長を目指す――

鍼灸・整骨業界でのキャリア形成

［第1章］

「手に職」だけで一生安泰は難しい 鍼灸・整骨業界就職のリアル

その数、コンビニの約2倍！　飽和した治療院

鍼灸・整骨業界は、この10年で様変わりしました。

全国の整骨院の数を例にとると2008年は3万4839軒だったところから、2018年には5万77軒まで増加し、10年の間に1・4倍以上となっています（厚生労働省『保健・衛生行政業務報告2016』より）。鍼灸院などについても同様の傾向が見て取れ、国家資格保有者の営む治療院の総数は一気に増加してきました。もはやコンビニエンスストアの倍以上の数に膨れ上がり、確実に飽和しつつあります。

そうして爆発的に増えたきっかけの一つは、資格取得の登竜門となる専門学校の数と関係があります。

私の新人時代には、柔道整復師の国家資格を取るための専門学校は、全国に10数軒しかありませんでした。国の方針としても、有資格者の数をある程度コントロールしておきたかったようで、認可までのハードルがかなり高かったのだと思います。しかし、それを不服とした人々が国に対して裁判を起こし、結果的に1998年には厚生労働省が柔道整復

師専門学校の規制緩和を実施しました。

その後、専門学校の数は一気に増えていき、2006年には104校に、10年も経たず、10倍近くになったのです。学校の数がそれだけの伸びを見せたというのは、すなわち施術家を目指す人の数がぐっと増えたということにほかなりません。

2000年代前半においては、鍼灸・接骨業界は成長の過程にありました。鍼灸院や接骨院の数も少なく商圏が広く取れたため、ビジネスとして有望でした。

私も含め多くの施術家は独立を前提として実務経験を積み、20代後半から30代前半に自分の治療院を出すというのを目指していました。専門学校の増加で施術やその意義に興味をもつ人たちが増え、社会に貢献するということはまさに喜ばしいことでした。しかし一方で安易に開業する者も増えたため（有資格者の数が増え、彼ら彼女らがどんどん独立していった）、現在の治療院の乱立につながっているという側面があります。

レッドオーシャンで進む寡占、個人治療院が苦境に……

さらに過去を紐解けば、高度経済成長期からバブル期にかけての鍼灸・接骨業界はブルーオーシャンであり、ライバルの数が極端に少なかったため、潰れるようなことはほぼありませんでした。開業までこぎつければ、どんな人でもそれなりに羽振りのよい生活ができました。

その後バブルがはじけ、前述のとおり規制緩和で専門学校が増えたのと時を同じくして、クイックマッサージやリフレクソロジーを手掛ける「リラクゼーションサロン」が流行しだしました。国家資格がなくとも開業できるリラクゼーションサロンの流行は、業界への参入障壁をぐっと下げました。そして異業種からの参入が相次いだ結果、市場は次第にレッドオーシャンへと向かっていったのです。

レッドオーシャンでは、生存競争が激化し、それに敗れた事業者がどんどん淘汰されていきます。資本やマンパワーのない個人院や零細企業が窮地に立たされ、規模に勝る企業がそれらを飲み込むように成長を続けることで、寡占が進みます。例えば、地域での売上1位、2位の店で、その地域全体の売上の8割を独占し、残りの店が潰れていくというのが、典型的な寡占といえます。

市場が飽和し、淘汰と寡占が進むのは、あらゆる業種で起き得る、資本主義の摂理です。鍼灸・整骨業界では現在まさに、そんな摂理の荒波が押し寄せているところで、今後10年で業界の在り方ががらりと変わるのは間違いないでしょう。

鍼灸・整骨業界は今、大きな転換期を迎えているのです。

腕が良ければ患者が来る時代は終わった

ブルーオーシャンの時代には無愛想でも、立地が悪くとも、保険治療だけしか扱わなくとも、腕さえ良ければ患者が列を成してやって来ました。その成功体験のおかげか、「自分の仕事は治すこと。患者は黙って言うことを聞いていればいい」という職人気質の施術家がいまだに多くいるようです。

妥協せずに技術を追い求めるという点では、職人気質であることはむしろ美徳といえますが、現在では施術の腕だけで成績を上げ、治療院を繁盛させることは、ほぼできなくなっています。

経営的な視点でいうと、レッドオーシャンの市場に飛び込むなら絶対的に必要なのが、マーケティングです。

私の感覚では地域密着型のビジネスである治療院の商圏は、都市部なら半径500メートル、地方では半径3キロから5キロメートル程度です。自分が出店を検討しているその地域に、ライバルは何軒あり、トップシェアを誇っているのはどこか、どんなサービスが人気を博しているか、メインとなる患者層は何歳くらいで、男女比はどれくらいかなどを徹底的に研究したうえで、その分析に沿った店舗を作り、地域の人々が求めるサービスを展開していかねばなりません。

マーケティングに力を入れたとしても、トップシェアを獲得するには不十分です。すでに地域に根づいているライバルたちと差別化を行い、自院ならではの技術やサービスをアピールすることも求められます。

そのほかに、人材の質やホスピタリティ、自費診療の価格といったさまざまな要素をどれだけ充実させ、顧客満足につなげることができるかで、売上は大きく変わってきます。「腕がいい」というのは大切なことですが、あくまで一要素に過ぎず、もはやそれだけで繁盛させられるほど甘くはないのです。

仮に技術力の高さだけで勝負するなら、その魅力がほかのあらゆる要素を圧倒するほどのものでなければいけません。例えば、不治の病とされる病気の施術ができる人がいたなら、無愛想だろうが料金が高かろうが、全国から患者が押し寄せて来るはずです。現在はそれほどの圧倒的な腕がなければ、技術力だけで勝負するのは難しくなっています。

そのような図抜けた実力をもった施術家は、確かに存在します。そして実際に、自院を繁盛させています。ただ、私の感覚でいうと、その数は日本に数える程度しかいません。図抜けた才能の持ち主が、人の2倍、3倍努力してようやく達する境地であり、ほとんどの人はそうなれません。したがって、最初から「技術力一本勝負」でいくつもりなら、よほどの覚悟をもってスペシャリストの道へと踏み出す必要があるのです。

国家資格を取っても、安泰ではない

私は毎年、人材採用のための説明会などで、鍼灸や整骨の専門学校を巡っています。多くの施術家の卵たちと話す機会があるのですが、「資格さえ取れば、なんとかなるだろう」という声をよく聞きます。

また、近年は新入社員のご両親に向けても説明会を開いているのですが、そこでもやはり「手に職さえつければ、とにかく食べられる」と信じている親たちがたくさんいます。私はそうした若者や親に会うたびに、「今の鍼灸・整骨業界は、そんなに甘くはありません。資格の上に胡坐をかいているようなら、必ず後悔することになります」と、はっきり言うようにしています。

確かに以前なら、国家資格を取った時点ですでに勝ち組でした。身一つが商売道具で経費もかからず利益率の高い事業であり、しかも保険制度が使えるということで、独立すれば確実に儲かったのです。

しかし、そんな黄金時代はとうの昔に過ぎ去りました。

業界の流れを最も大きく変えたのは、厚生労働省による保険適用の範囲の縮小です。たび重なる審査の厳格化の結果、整骨院に対し健康保険から支払いが行われたことを表す「療養費」は、2011年をピークに減少し続けてきました。その背景には、一時期に架空請求や水増し請求といった不正請求が横行し、対策として厚生労働省が保険の適応条件を厳しくしてきたという事情があり、ある意味では自業自得といえます。

なお現在、国は少子高齢化により増え続ける医療費をなんとか抑えようと、在宅介護の推進などさまざまな政策を打ち出しています。その流れからいっても、保険適応の範囲は今後、さらに縮小していくと考えるのが自然です。患者の負担は増え、今までのように気軽には整骨院に足を運べなくなります。

結果として、保険が適応されるメニューにばかり力を入れてきた「保険診療頼み」の整骨院は、生き残りが極めて難しくなります。なんとか踏ん張るにはとにかく量をこなさねばならず、実際に休日返上で働き続けているような整骨院を、私はいくつも知っています。

この現実を施術家の側から見ると、いくら資格があるといっても、保険診療メニューのオーソドックスな施術しかできないようであれば、活躍の場はほとんどなく、出世や昇給とは無縁で生きていくしかありません。

もし成功を望むなら、資格取得後にも最新の技術や知識を学び続け、さまざまな施術の経験を積み、患者を治す圧倒的な技術力や、流行りのメニューを売り込める解説力などを磨いていく必要があります。現在において資格の取得は「ただ業界の入り口に立ったに過ぎない」といえるのです。

高まる独立リスクで、変化するキャリアプラン

私が新人の時代には鍼灸師や柔道整復師のほぼ全員が、独立開業を目標として資格を取得していました。

開業には1000万円から3000万円といった資金が必要となりますが、開業にさえこぎつければ、すぐにペイできました。潰れるような鍼灸整骨院もほとんどありませんでした。だからこそ、独立開業が王道のキャリアプランだったのです。

しかし現在は、状況がまったく違っています。

競争激化の結果、開業した個人治療院の約8割が3年以内に廃業するような時代です。3年踏みとどまったとしても値下げ合戦から抜け出すことができず、土日返上で働いて量をこなすことでなんとか経営を続けているような治療院が多くあります。

そんな現実を前に、独立開業を志す人の数は当然、大きく減っています。私の感覚だと、全体の2割にも満たないと思います。

私は今、14の鍼灸整骨院を経営していますが、毎年入社して来る新入社員に対し、必ず

聞くようにしているのが「就職先を選ぶ際に最も重視した点」についてです。その結果、近年で最も多い答えが「場所」であり、そのあとには「休み」「給料」「将来性」と続きます。こうした回答からは「自分の居心地のいい場所で、ずっと暮らしたい」という安定志向が垣間見えます。「技術」や「経営ノウハウ」といった、独立開業を見据えたような回答が返ってくるのはまれで、キャリアプランも独立開業より、1つの治療院に勤め上げるのを理想とする人が圧倒的な多数派となっています。

その価値観を否定するつもりはまったくありません。独立リスクの高まりを考えれば、極めて自然な話です。ただ、開業して経営を続けていくのが難しいということは、一生働き続けられるような治療院の数がごく限られているという意味にもなります。就職先の選び方を間違えば、一生どころか1年も経たずに、次の職場を探すことになります。キャリアプランの変化とともに、職場選びの重要性はどんどん高まっているのです。

個人にも求められるマネジメント力

1つの治療院に勤め続け、組織でキャリアを築いていくうえで欠かせないのが、マネジメント力です。

「独立開業を考えていないなら、マネジメント力はいらない」

そう思う人もいるかもしれませんが、それは大きな間違いです。

確かに、「給料は安くていい、一生現場勤めで構わない」というなら、マネジメント力はほとんど必要ありません。また、日本で10本の指に入るような圧倒的な技術力を身につけたスペシャリストになれたなら、マネジメントをする立場にならずとも、しっかり給料を取っていけると思います。

ただ、ほとんどの人は「キャリアに応じた給料が欲しい」と考えています。スペシャリストになれるのも、ごく限られた人だけです。一般的な施術家が、独立を目指さずに給料を上げていくなら、組織内で責任ある立場につかねばなりません。

私の治療院を例にとって説明すると、現場で数字を作ることができた社員の次のステップは「分院長」であり、自分が院のトップとして、予算管理、売上目標の設定と達成、顧客管理、人材管理といったマネジメント業務を行うことになります。さらにそこで結果を残せば、エリアマネージャーへと昇格し、そのあとに本部勤務、そして経営幹部へとステップアップしていきます。

こうした階段を上る際に求められるのが、マネジメント力なのです。

このようなキャリア形成の在り方は会社の規模などにより異なりますが、昇進するほどマネジメント力が求められるようになる点は共通しているはずです。組織に長く勤めたいと考えるからこそ、就職後に磨くべき能力は技術だけではないということを理解しておかねばなりません。

変化に対応できる治療院が生き残る

組織のなかで着実にキャリアを重ね、マネジメント力を磨くためには、そもそもその会社が長く存在し続ける必要があります。ただ、ビジネスのサイクルがどんどん早まっている現代においては、鍼灸・整骨業界にとどまらず、あらゆる業界で、一つのビジネスを長く続けることが難しくなっています。

ＩＴが普及して以来、世の中が動くスピードが一気に上がったと感じます。ＳＮＳでは、一瞬でバズり、人気となった商品やサービスが1カ月もしないうちに飽きられ、消えていきます。インターネットという膨大な情報の海にあって、ずっと海面に浮かび続け、流行りを継続していくのが並大抵のことではないというのは、多くの人が感じていることだと思います。鍼灸・整骨業界でも、流行り廃りが存在し、それらは常に入れ替わっています。

とはいえ、人体の構造に根差した鍼灸や整骨という技術自体は、世の中の流れに合わせて大きく変化するわけではありません。時代ごとに変わる患者のニーズをうまくすくい上げ、それに合わせて既存の技術をアレンジし、提供した治療院が注目され、周囲がそれを真似することで、鍼灸や整骨における「流行」となっています。

例えば近年、鍼灸で大ヒットした「美容鍼」は、実は20年以上も前から存在していますす。柔道整復師でいうと、骨盤矯正や肩甲骨はがしといったストレッチ系メニューが人気ですが、それもまた古くからある基本的な技術の切り口を変えたものに過ぎません。

「最も強い者が生き残るのではなく、最も賢い者が生き延びるわけでもない。唯一生き残るのは、変化できる者である」

チャールズ・ダーウィンの進化論における生物の生存競争についての記述ともいわれていますが、治療院間での競争が激化する鍼灸・整骨業界にもまったく同じことがいえます。

技術があるだけ、知識があるだけではいずれ滅びる運命です。生き残るためには、その時々の患者のニーズを汲み取り、時流に合わせて柔軟に施術メニューを変えていける治療院や施術家でなければいけません。

施術家となり実績を上げて分院を任せられるようになったなら、技術も知識も一定以上あって当たり前です。そこからさらにキャリアアップするには、自らが「変化できる者」となり、常に世間に対するアンテナを張り巡らせ、最新の技術や知識、機器を貪欲に取り入れ続けていくことが大切です。

施術から予防へのシフトが、今後の成長の鍵

変化という観点からいうとこれまで治療院の経営は、その名が示すとおり「患者を治す

こと」を軸として行われ、大きな変化はありませんでした。

治療は極めて重要な要素ではありますが、患者のニーズが多様化している昨今は、ただ治すことだけに力を注ぐような治療院の経営は厳しくなっているという現実があり、業界全体が変化を求められていると感じます。

施術を主軸としたビジネスモデルだと、基本的には治った時点でその患者の来院は望めなくなります。技術力のある施術家なら、早ければ1週間、長くとも数カ月で結果を出すことができるでしょうから、そのサイクルで患者が入れ替わっていかねば、売上は落ちてしまいます。

保険が適用される項目の多かった時代には、患者はより気軽に治療院へと足を運んで来ましたが、現在では保険の適応範囲が狭まり、患者の自己負担が増えています。加えて治療院が乱立していることもあって、新規患者の獲得は極めて難しい状況です。そんななか、身体に不調を抱えている患者ばかりをターゲットとして、施術だけで院を運営していくというのはなかなか厳しいと私は予想しています。

これからの時代、勝ち残る治療院づくりについては、異業種に目をやると、そのヒントが見えてきます。

近未来の治療院の在り方について考える際、私がよく参考にしているのが歯科業界です。歯科医院のビジネスモデルは治療院のそれと酷似しており、患者の来院動機やニーズ、保険診療と自費診療の併用という構造など、共通点がいくつもあります。そして歯科医院もまたすでにその数が飽和しているといわれて久しく、鍼灸・整骨業界よりも一足早く、寡占が進んでいます。

そんな歯科業界で注目を集めているのが「予防歯科」です。虫歯を削ったり、歯を抜いたりする「治療」より、口腔内の汚れを除去したり、フッ素を塗って虫歯の発生を抑えたりという「予防」に力を入れる医院がいくつも現れ、予防歯科が軌道に乗っているところは、どんどん拡大成長を続けているのです。

なぜ治療より予防なのかというのは、事業の構造からも明らかです。

治療目的の患者は不調になったときしか来院せず、治ってしまえばもう来なくなります。しかし予防なら、健康なあらゆる人をターゲットにでき、しかも患者は定期的に通って来ます。一度気に入ってもらえたなら、10年、20年の長きにわたり、通い続けてくれるかもしれません。鍼灸・接骨業界でも、従来の施術に加え、予防という概念を広くアピールし、予防の患者を獲得していくことで、経営が安定するというのが、私の考えです。

ここでいう予防とは「病気にならない身体づくり」です。

人生100年時代に入り、超高齢社会となった日本では、いかに健康寿命を延ばしていくかが、社会的な課題となっています。もし人々の健康寿命を延ばすことができたなら、その分長く働けるようになって、経済は回り、それが国力の維持につながります。医療費も削減でき、現役世代にかかる税の負担も減らせます。

人体の構造に精通し、不調を治せる技術をもった施術家は、「病気にならない身体づくり」を指導するのに最適な立場にあります。例えば近年は、筋肉の維持が健康寿命の延長につながることが明らかになっていますが、たくさんの高齢者と接し、その身体の症状と向き合ってきた施術家だからこそ、一人ひとりがどの筋肉をどう鍛えれば、より元気に日常生活を送れるかが分かり、ここに合わせたアドバイスができます。

医師は病気を治療し、リハビリ療法士は衰えた筋力を回復させ、栄養士は身体をつくるための食事のメニューを提案し、ジムトレーナーは筋肉の効率的な付け方を教えられますが、これらすべてを行える職業としては、施術家ほど適した存在はありません。そんな施術家のポテンシャルを社会で活かすためにも、予防という概念を広めていくのが重要なのです。

施術家としてどのように生きていくかを考えるなら、施術だけではなく予防という観点から「病気にならない身体づくり」についても学んでいくと、きっとそれが将来の活躍の原動力となるはずです。

［第2章］

長く働ける治療院選びの3つの基準――就職先としてベストな治療院とは？

「天下を獲る治療院」を選べるか

風雲急を告げる鍼灸・整骨業界においては、淘汰と寡占が始まり、独立リスクはこれまでにないほど高まっています。

そんななか、独立開業よりも一つの会社に末永く勤めたいと考える人が増えています。一つの会社で長く勤めるつもりなら、当然のごとく、職場選びが極めて重要です。

鍼灸師や柔道整復師の最もメジャーな就職先となっているのは治療院ですが、その最大の課題は差別化です。乱立する鍼灸整骨院や、リラクゼーションサロン、整体院といった新たな勢力といかに戦っていくか、トップの経営手腕が問われています。

鍼灸・整骨戦国時代において就職先としての治療院選びは、自らが仕官する武将を選ぶことにほかなりません。いずれ天下を取る武将のもとにつけば、自分も功労次第で大きな成功を手にできるでしょうが、能力の低い武将のもとではいくらやる気と才能があっても、なかなか成長できずに一生足軽のままで終わります。

乱立する治療院のなかから将来性があり、自分に合った職場を見つけるためにまず理解しておくべきなのは、人生における仕事の意義や仕事と社会との関係性といった「仕事の本質」についてです。その本質を理解しているかどうかで、職場選びの基準がきっと大きく変わってくるはずです。

また、自らの価値観を一度整理する必要もあります。価値観をある程度明確にしたうえで具体的な職場選びに入っていくと、より自分にマッチした職場と出合える可能性が高まるからです。

仕事とは、何のためにあるのか

仕事をして給料をもらいそのお金で生きていく、すなわち「生活のために仕事がある」と思っている人は多いかもしれません。

その発想だと職場選びの条件として給料を重視しがちです。今よりもいい生活をするにはさらにお金が必要であり、より多く稼げる職場のほうが都合がいい、ということになります。

そもそも仕事の第一目的として「報酬」が強調されるようになったのは、実は戦後のことです。西洋文化が瞬く間に日本を覆い、合理主義が幅を利かせるようになったのがきっかけです。しかし、日本の歴史を紐解いていくと、仕事とはもともと、自らの報酬のために行うものではなかったということが分かります。

日本人の「仕事」観を物語るものとしては、古くは『古事記』や『日本書紀』にまで遡ることができます。そこには日本に存在する八百万の神々の最高位にある「天照大神」が、自ら手塩にかけて稲を育てそれを人間に分け与えてくれたことから、稲作が始まったと書かれています。

稲作は古来日本において、人々が行うべき最も大切な仕事であり、労働でした。なぜなら、稲作そのものが神からの祝福によって生まれた神事だからです。現代でも行われている伝統行事や祭りの多くが、稲作の豊穣祈願をその起源にもっていることからも、稲作が日本人にとって神事であったことがうかがえます。

そんな背景から培われてきたのが、「労働は神にささげる神事であり、人間にとっての喜びである」という価値観です。労働を「神の罰」と位置付ける西洋の価値観とは対極といえる感性で、日本の文化は育まれてきたのです。

日本的価値観に沿って、世の中のあらゆる仕事が何のために存在しているのかといえば、神、すなわち「他者の役に立つため」にほかなりません。つまり仕事の本質は、自分の時間を費やして自分以外の誰かを喜ばせるところにあります。

そして仕事を通じ、誰かに必要とされ感謝されることで自らも幸せを感じ、その充足感によって人生が豊かになっていく――。それこそが日本における、仕事をすることの意義ではないかと私は考えています。

施術家という仕事においても、この本質は変わることはありません。自分のためではなく、患者のため、社会のために仕事があります。

人の役に立った結果が、給料

あらゆる仕事は人の役に立つために存在するとしても、資本主義というルールのなかで生きていくには、労働をお金に換算し、日々の糧に変える必要があります。

仕事とは人の役に立つことで自らの心を充足させるのに加え、報酬により自らに富をもたらすことができるものであるといえます。もし心の充足ばかりを追い求めるなら、宗教に没頭すればよく、ただ富だけを追い求めるなら、悪さをしたらいい（人から奪えばいい）。ただ、人生において物心両面とも豊かになりたいなら、仕事しかありません。他者のために一生懸命仕事をするのが、物も心も豊かにする唯一の手段なのです。

幸せに働くためには、誰かの役に立つという「やりがい（心）」と、自分の望む生活をするための「報酬（富）」のバランスをうまく取るのが大切です。たとえどれほど多くの患者から感謝される環境であっても、給料があまりに低ければ、生活に支障が出て、幸福とは思えずに辞めていく人が大勢いるはずです。

お金という報酬の厄介な点は、いくらあれば満足できるかが人により大きく異なることです。月に20万円でも満ち足りて暮らせる人がいる一方で、1000万円もらっても満足できない人もいます。特に給料の額を人と比べるようになると、満足するのが難しくなっていきます。いくら稼ごうが上には上がいるもので、平均よりもはるかにいい給料を取っていたとしてもそれ以上稼いでいる人を「うらやましい」と思えば、自らの仕事に不満を感じるようになってしまいます。そんな負のスパイラルに陥ると、多くの場合仕事の目的がお金を稼ぐことのみになり、心を満たせなくなります。

仕事の報酬にはやりがいも大切

報酬については、お金以外にも「やりがい」があることを知っておいたほうがよいでしょう。仕事の本質は、誰かの役に立つところにあります。従って金銭的な報酬も本来、誰かの役に立って初めて発生するものです。先立つべきはあくまで「人の役に立つこと」であり、その心をもって仕事をするからこそ、報酬が発生するのです。この順番を間違えてはいけません。また、結果としてもらえる「報酬」には、金銭的な報酬以外に「やりがい」もあることは押さえておくべきです。給料の額と仕事のやりがいの2つから報酬をイメージすると、物心のバランスが取りやすくなります。

ただし、実際にその人の価値を判定するのは他者であり、社会であることを忘れてはいけません。いくら本人が「毎日フルタイムで働いた」と訴えたところで、それが社会や会社にとって有益でなければ評価されません。雇い主の立場からすると、その人が「何時間働いたか」より「何人の患者を満足させられたか」のほうが、よほど大切なのです。

第三者による「どれほど人の役に立ったか」の評価が給料の額だと私は考えています。

仕事は人生の重要な一部である

給料と並び、求職者にとって気になるポイントといえば「休み」です。「ワーク・ライフ・バランス」という言葉がよく聞かれるようになって久しく経ちます。独立開業を望む人が多かった時代の鍼灸・整骨業界では休みが少なかったり、労働時間が長かったりしても、文句を言う人はあまりいませんでした。早く経験を積めば、それだけ早く独立できるからです。

しかし現在では鍼灸・整骨業界でも「ワーク・ライフ・バランス」という言葉が浸透し、コンプライアンスも厳しくなっています。ただ、だからといって仕事と人生を別のものとして切り分けてしまうことに、私は違和感をもっています。

「仕事はあくまで生活のための手段」として、プライベートと切り離してしまうと「仕事は仕方なくやるもの、プライベートは楽しいもの」という発想が生まれます。人生においては多くの時間を仕事に費やしますが、その時間すべてを「仕方なく」過ごしてしまうことは、結果として人生の多くを損なう行為にほかなりません。

働くことは人生の重要な要素であり、人生の一部として仕事があります。休みを多く取り、趣味や家庭といったプライベートな時間を大切にしたいという気持ちは理解できますが、少なくとも新人のうちは「ワーク・ライフ・バランス」という発想はいったん脇においておき、仕事とプライベートの境界線を設けずに仕事に打ち込んだほうが、より早く一人前になれます。

そもそも、仕事が楽しければプライベートの時間を必死に確保したいとは考えないはずです。そして、仕事を楽しむためには、やりがいをもつ必要があります。

自分が将来どうありたいかを整理する

やりがいをもって仕事をしていくためには、就労条件や職場環境といった要因の前にまずは自分が本気でその仕事に取り組みたいと思えるかが重要になってきます。

私が鍼灸整骨の専門学校を巡るなかで感じるのは、将来像がまったくイメージできぬまま、鍼灸整骨業界の門の前に立とうとしている人が多いということです。資格があれば有利だろう、手に職をつけたほうがいいだろうなど、「なんとなく」専門学校に入るというところまではまだいいのですが、就職先まで「なんとなく」選んでしまうと、のちに手痛いしっぺ返しを食らうことになるのです。

鍼灸や整骨の世界の基礎を学んでいくなかではきっとその奥深さに感動し、「もっと知りたい、学びたい」と思った内容もあるはずです。私の場合は、それが中医鍼灸であり、東洋医学の思想でした。現在の経営者としての在り方にも大きな影響を与えています。

そもそものきっかけは、師匠である森田氏との出会いでした。私の母校の就職ガイダンスで、中医鍼灸のスペシャリストとして登壇した師匠の話を聞き、鍼一本で難病を施術するという奇跡のような世界に、興味をもちました。それをきっかけに師匠の経営する鍼灸院に入社したのが、１９９３年のことであり、思えばそれが、自分の施術家としての人生を決定付けました。

私には、早い段階で生涯の師と出会えたという幸運がありましたが、もし就職するまでにメンターとなる存在が見つからなかったら、「自分がどうありたいか」を整理し、それに基づいて選択を行っていくといいと思います。

人生で、何を実現したいのか。

どのような施術家になりたいのか。

自分がどんなときに幸せを感じるか。

これらをまず書き出してみるのが、価値観の整理の第一歩となるはずです。

そのうえで、達成するにはどうすればいいかも考え、自分が歩むべき道を検討します。

最初から「この道で生きていく」とまで決意する必要はありませんが、少なくとも「将来こんなことができたらいい」というイメージは導いておきたいところです。学んできたことのなかから興味関心のあることをできるだけ紙に書き出し、それらを俯瞰して、今の自分の興味関心がどこにあるのかを理解していくと、よりイメージが明確になります。

将来のイメージがある程度固まったなら、それが治療院を選ぶ際の一つの軸となります。例えば「鍼の技術を磨き、難病も施術できるような力をつけたい」と考えたなら、整骨やマッサージに力を入れている治療院より、鍼灸の技術に定評のある治療院に行くほうが、興味関心に沿った業務に触れる機会が多いですから、より熱心に仕事と向き合うことができます。

もちろん最初から、思いどおりの仕事ができるわけではありません。会社が求める役割をこなし、患者のニーズに合わせた業務を行う必要があります。関心のない業務であっても言われたことをしっかりこなし、流行の技術を学び、コミュニケーション力や人間力を磨くのです。プロとして一人前に成長して初めて、自分の興味関心ややりたい分野の仕事を手掛けるチャンスが巡ってきます。

ともあれ、興味関心や将来のイメージに基づいて治療院を選ぶことが、やりがいにつながりやすいのは間違いなく、それがうまくリンクすれば、その後何十年もの長きにわたって自らのモチベーションの原動力となっていきます。

「選んではいけない治療院」の3つの特徴

興味関心に沿った治療院選びをするにあたって、一つ注意点があります。

それは、いかに自分のイメージとぴったりであったとしても、「選んではいけない治療院」が存在するということです。それは将来性が乏しい治療院です。

その1「変化のない治療院」

歴史のある治療院ほど、経営が安定しているように思えるかもしれませんが、実はずっと同じ規模、同じ数のスタッフで運営を続けているような変化のない治療院には、注意を払う必要があります。

一昔前なら、現状維持さえしていれば患者は同じようにやって来たものですが、戦国時代に突入した現代においては、よほど圧倒的な個性のある治療院でない限り、現状維持は衰退と同義です。それに気づかず、昔とスタイルを変えぬようでは、いわば真綿で徐々に首を絞められているような状態であるにほかならず、いずれ必ず窒息するでしょう。

こうした変化のない治療院によくある特徴は「新人のうちから、自由で、気楽に働ける」ということです。それだけ聞くとむしろ働きたくなるでしょうが、新人時代からそのような働き方をすれば、のちの大きなマイナスとなります。

本来であれば最もサポートが必要な新人に対し、自由を与えるというのは、裏を返せば新人に体系立てて知識や技術を教える仕組みが整っていないということです。また、院全体が過去の成功体験というぬるま湯に肩まで浸かっていると、緊張感は薄れ、スタッフの成長に対する意欲も失われていきます。だからこそ、気楽に働けるのです。

「朱に交われば赤くなる」ということわざどおり、そうした環境におかれてしまえば自らもだらだらと仕事をするようになります。それでは知識も技術も磨かれず、施術家としての成長も未来もありません。

その2「保険頼みの治療院」

保険の適用範囲がどんどん狭まり、しかも今後その枠が再び広がる可能性が限りなくゼロに近い現状においていまだに保険頼みで経営を行っている治療院は、近いうちに経営が行き詰まることになります。

例えば柔道整復の施術のうち現在も保険が適応されるものは、急性の症状への対処に限られ、具体的には骨折、脱臼、捻挫、打撲、挫傷の5つのみとなっています。ただ、そのようなけがを負った際には、ほとんどの人が治療院よりも整形外科に駆け込みます。実際に私が経営する14院において、明らかに骨折だけが理由の人は昨年1年間で一人も来ませんでした。

鍼灸やマッサージについても同じようなことがいえ、保険診療の範疇に収まる患者の数は大きく減ってきています。そうした現実を受け入れず、昔ながらのやり方である「とにかく保険診療をたくさんこなす」という方針を変えようとしない治療院には、将来性がありません。

その3「慰安ばかりの治療院」

とにかく患者を獲得しようと、慰安目的のマッサージばかりやっている治療院に行くのも、避けたいところです。そうした治療院は、そもそもの技術レベルが低く、難病やスポーツ疾患といった症状を満足に見られない可能性があります。

また、慰安マッサージの領域にはすでにレッドオーシャンであり、リラクゼーションサロンや整体院、クイックマッサージ店などの、競合がひしめき合っています。

よほど敏腕の経営者でない限り、その競争を勝ち抜けずに埋もれていってしまいます。

施術家として、マッサージの技術をしっかりと磨くのは非常に大切ですが、ほぼそれだけしかできないという環境で働くなら、苦労して国家資格を取った意味がありません。

施術家としての長期的成長を望むなら、慰安ばかりに力を入れる治療院より得意な技術をしっかりと打ち出し、それに対して患者が集まる治療院を選択すべきです。

長く働ける治療院選びの3つの基準

「長く働ける治療院」を見つけるためには、具体的なチェックポイントがあります。

基準その1「店舗数の多さ」

同じ会社で長く働いていくためには、その組織の経営が安定しているのが絶対条件です。

1店舗から3店舗を構えるような個人経営の治療院でも、確かに経営が安定しているところはありますが、ホームページや就職説明会などでは基本的には自社の強みしか発信しないため、真の経営状態はなかなか見えにくいものです。

そこでまず注目したいのが、店舗数です。

1つのグループで10店舗以上を展開しているなら、業界のなかでもそれなりの規模であることがうかがい知れます。規模の大きなグループは、資本力に優れるため良い立地を確保しやすく店舗運営のノウハウも豊富にもっていますから、例えばのちに自分が分院を任せられた際にも、繁盛する治療院を作りやすい環境であるといえます。

店舗数のほかに、出店ペースも参考になります。

年に1店舗ずつでも店舗数が伸びていることが、成長の一つの目安です。逆にいうと長い歴史がありながら、店舗数がまったく増えていないところは、成長のために必要な何らかの要素が欠けた「変化のない治療院」かもしれません。

技術、接客など、総合力で優れ、患者の支持が集まらなければ店舗数を増やし続けていくことはできません。また、運営レベルが低ければ、出店してもすぐに回らなくなりますから、ある程度のスピード感をもって店舗数を拡大しているところには、運営のノウハウと、それを教育する仕組みがあると考えられます。

そして店舗数がどんどん増えていくと、自らのキャリアの可能性も広がりやすいです。小さな規模の治療院であれば、「平社員から分院長となった時点がキャリアの終着点」というケースがよくあると思いますが、幅広い地域にわたりたくさんの治療院をもっているような会社では、平社員、リーダー、分院長、エリアマネージャー、経営層というように、実力に応じた多彩なポストが用意されていることが多いです。

そうした会社で働くと、常に目指すべき目標をもって仕事ができ、それもまたやりがいにつながります。

基準その２「技術力の高さ」

ほかを圧倒するような技術力があるところは、それが差別化につながり、患者が遠方からでも通ってきます。したがって技術が評判になっているような治療院も、経営が安定しやすいです。

技術力を売りにしている治療院にはたいていカリスマ的な施術家がいて、その技術を基盤として展開しています。鍼灸・整骨業界は「職人の世界」という色合いがまだまだ強く、技術力の高い師匠に弟子入りして働くという文化も残っています。もしスペシャリストを目指すのであれば、圧倒的な技術力を誇る師匠を探し、その治療院で腕を磨くという道もあります。

職人の世界にありがちなことですが、師匠につけば技術を学べる代わりに給料が安いところが多いようです。ただし、業界でも3本の指に入るような絶対的な技術があるなら、給料が少なくとも働き、身につける価値は大いにあります。

スペシャリストを目指さない場合でも、治療院の技術力というのは一つの目安になります。「技術が高い」と評判になっているような治療院は、「治す」という実績をしっかりと出し、そこに患者からの支持が集まっているといえます。

治すことは国家資格保有者の専売特許であり、リラクゼーションサロンや整体との差別化の武器になります。したがって、絶対的な技術がある治療院は、生存競争を勝ち残っていきやすいです。

基準その３「理念への共感」

鍼灸・整骨業界だけではなくあらゆる業種の職場選びにいえることですが、組織として掲げている理念やビジョン、トップの思いや考え方に、自らが共感できるかというのは、大切なチェックポイントです。

経営においては例えば流行を取り入れたり、新たな事業を立ち上げたりといった、時代に合わせた変化はつきものですが、一方でころころと変えてはならないものが、理念です。理念とは会社の存在理由の宣言にほかなりません。何のために会社があり、活動しているのかという根幹を表し、あらゆる活動の中心に位置します。会社の規模にかかわらず、必ずなくてはならないものです。

理念は組織運営の羅針盤です。もし疑問を抱いたり、納得できなかったりしても、同じ船に乗っている以上は皆が目指す方向に進まねばなりません。それが耐えられないなら船から降りるしかなく、実際に入社してから理念と自身の考えとの乖離に気づき、辞めていく人はよくいます。そうならぬためにも、あらかじめ理念をしっかりと確認し、自分とマッチするか見極めておくのです。

また、トップと馬が合うかどうかも重要です。経営者の仕事は、理念に基づき組織が進む道を判断することですが、自分とあまりに考え方や価値観が違うトップの経営判断は、それゆえ時に受け入れがたく、不満が溜まっていく可能性があります。

さらに、人間性も見ておくべきです。常に自分の利益を第一に行動したり、不誠実な行いをしたり、売上のために患者にとって不利益になることを平気で指示したりするようなトップは人間性が低く、経営者には向きません。

逆にトップが優れた人間性の持ち主であれば、患者のことはもちろん大切にしますし、社員に対しても礼を尽くし幸せにするための努力を欠かさず、職場環境をしっかりと整えているものです。尊敬できるトップのもとで働くというのは、それ自体が社員にとってのモチベーションにもなります。

トップの人間性を知りたいなら実際にその組織で働いている人に聞くか、通っている患者の評判に耳を傾けるかすると、その一端が垣間見えるかもしれません。

グループ系治療院のメリットとは

安定していて将来性があるという意味で、具体的にどんな治療院がいいかと一言でいえば、複数の店舗を抱える「グループ系治療院」が挙げられます。

現在の業界においては、複数のグループ系治療院が著しく成長しています。いくつものグループ会社が、コロナ禍にもかかわらず過去最高利益を更新しました。「寡占が進んでいる」というのはグループ系治療院の躍進によるところが大きいです。個人経営に比べ一度に採用する人数が多く、求職者にとっても主要な進路の一つになるはずです。

職人気質の強い鍼灸・整骨業界において、以前は自らの腕一本で勝負する「一匹狼型」の治療院がもてはやされ、グループを作って多店舗経営を行うところは「金儲け主義だ」と嫌われる傾向がありました。しかしグループ系治療院が市場シェアを大きく伸ばしている現在では、逆に「しっかりしている」といわれ、好意的な意見が増えてきました。

成功を収めているグループ系治療院には、躍進するだけの理由があります。

まず、これまで複数の店舗を作ってきたノウハウが強みです。時に失敗も経験しながら培ってきたマーケティング力により、有望な立地かどうかを高い精度で判断できるのは、グループ系治療院ならではです。

また、資本力があることで、店舗に対ししっかりと投資ができます。おしゃれでモダンなデザインの店舗と、自宅と一緒になったような昔ながらの古い店舗のどちらに人が集まるかは、いうまでもありません。

採用する側としても、空前の売り手市場のなかで一定数の人材を確保せねばなりませんから、労働条件や職場環境を整えているところも多いです。現在は人が採用できずに廃業する治療院もよくありますが、グループ系治療院ならそうしたリスクとはほぼ無縁です。失業のリスクも抑えられます。

「優良な治療院で働ける可能性が高い」ということです。

新人の教育プログラムが充実しているか

入社後に関しても、グループ系治療院ではそれなりに手厚い教育を受けられることが多いです。逆からいうと、教育の仕組みが整っているからこそ、どんどん多店舗展開できているのです。

具体的にどのような教育制度やプログラムがあるかは、治療院ごとに大きく異なります。

例えば私の会社では、「技術」「理念」「人間力」という3つの柱があり、おおよそ2年かけて、プロフェッショナルと呼べるレベルまで鍛えます。

新人にはまず、3カ月の研修を行います。

この研修の大きな目標は、終了するタイミングで個人としての月の売上100万円を達成することです。業界をよく知る人なら「たった3カ月でそんなに稼げるようになるはずはない」と思うかもしれませんが、マーケティング力と運営力によって集客をしっかり行えば可能です。

技術については、新人たちが最も不安に感じる部分であり、しっかりとしたサポートが必要となります。

研修内容としては、最初の1カ月でマッサージのトレーニングをじっくりと行い、「人の身体に触る」という行為に慣れていきます。そのあとは、トムソンベッドによる施術や、電気器具での施術、ストレッチなど、誰がやっても同じ結果が得られるようなシンプルなメニューの実践に入ります。知識についても、特に筋骨の勉強をしっかりと学びます。それがあらゆる施術の基礎となるからです。

接客については、私が練り上げたオリジナルの「トーク集」を覚えるところから始めます。患者と初めて顔を合わせたときの対応から、自由診療の提案の仕方、断られたときの対処法まで事細かに記してあり、覚えればひととおりの営業活動ができるようになっていきます。また、ロールプレイングもかなり頻繁に行い、トークの浸透を図っています。

このようにして技術系のトレーニングを行うのと並行して、理念教育に代表される心の教育も施していきます。理念は、組織が一枚岩になるために欠かせない存在ですが、すぐに深く浸透させるのは難しいものです。経営理念、施術理念、行動規範、社是、運営方針など、その内容は多岐にわたりますが、最初はとにかくそれを暗記してもらいます。そのうえでテストを実施しています。

人間力の育成については、人間力を「モテる力」と定義し、人からモテるための教育を徹底的に行います。見た目、しゃべり方、考え方などを細かくチェックし、まずは「いかなる人にも不快感を与えない」というところまでもっていきます。

これらはあくまで一例で、ほかにも数々の教育プログラムを通じ、新人を手厚くサポートする体制となっています。

昔であれば、「仕事は見て覚えろ」などといわれましたが、世の中が動くスピードが以前とは段違いに速い現代においてもそのような悠長な姿勢でいては、組織として成長を続けることはできません。一刻も早く一人前になってもらうため、最初に集中して教育を行うべきなのです。

技術の土台となるのは心の成長

私の会社でも今でこそ、多彩な教育プログラムを実施するようになりましたが、実は最初から体制を整えていたわけではありません。

私が独立開業してからしばらくの間は、技術の習得を目的とした教育しか行っていませんでした。「技術さえあれば、なんとかなる」。そんな昔ながらの考え方に、私もまた支配されていたのです。

それが原因で最初の壁に当たったのが、2012年に2店舗目となる分院を作ったときでした。自分の技術をしっかりと教え込んだ社員に分院を任せたのですが、いつまで経っても経営が軌道に乗らず、赤字がどんどん膨らんでいきました。売上を伸ばすことができず、途方に暮れました。

その後、私自身も経営者としての経験を積んだことで、運営における問題点が見えてきて、それを改善していきました。結果、分院は持ち直しましたが、私の「技術至上主義」というスタンスが変わることはありませんでした。

しかし、2015年に作った3店舗目で起きたトラブルにより、私の価値観は大きく揺らぎました。信頼していた右腕社員に新たな分院を任せたのですが、その社員が人間関係で問題を起こしたのです。

今の私であれば、迷わず辞めてもらうところですが、当時非常にかわいがっていた部下であり、いなくなってしまうと経営的にも難しくなるのが分かっていたため、なかなか踏ん切りがつきませんでした。私が経営判断で迷う際によく相談しているメンターに聞くと、「どうせならいちばんしんどい道を選んでみたらいい」と背中を押されたことが、昨日のことのように思い出されます。

「これで経営が立ち行かなくなるなら、しょせんその程度のものだったのだ」

そう開き直り心を鬼にして解雇しましたが、そのショックはいまだに古い傷跡として、私のなかに刻まれています。

会社を支えるのは、技術ではなく、人である。

そのとき、それがようやく理解できました。

そして、理念教育や人間力の育成といった心の教育に本気になりました。

まずは自らが経営者として成長すべく必死に勉強をし、それでたどり着いた「物心両面を豊かにする」という思いを土台に、少しずつ教育プログラムを充実させていき、今に至ります。

一流の施術家になるためには、技術だけではなく心の成長も欠かせません。心の成長を促すような教育プログラムがあるところを選ぶほうが、自分がより成長できるのは間違いありません。

治療院以外の進路を知る

鍼灸師や柔道整復師が活躍する職場は、治療院以外にもいくつかあります。

【病院や医療機関】

病院の整形外科やリハビリテーション科といった医療機関も、主要な就職先の一つです。医師の指示のもと、マッサージ、ストレッチ、トレーニングといった業務を担います。

ただ、役割としては医師や看護師のサポートを求められるケースが多くなっています。自らが主導して施術計画や施術方法を提案するような仕事がしたいなら、それが可能かどうか、就職希望先に確認しておくべきです。

勤務は基本的にシフト制で、就労時間が決まっており、残業もほぼありません。トータルの勤務時間も治療院より短めと、労働条件がいいところが目立ちます。

【介護施設】

介護業界において、鍼灸師や柔道整復師は「機能訓練指導員」として就職するのが一般的です。機能訓練指導員はリハビリ分野の職種の一つであり、就労には特定の国家資格を取得する必要がありますが、鍼灸師（6カ月以上の実務経験が必要）と柔道整復師は、その資格に該当しています。

仕事内容は、保有する資格によって変わります。例えば柔道整復師なら、骨折や捻挫などに対する施術を行い、機能の回復を促すなどします。

機能訓練指導員は、介護保険法によって、デイサービスや特別養護老人ホームなどにおいて1人以上の配置が義務付けられています。介護施設が増加するほど、鍼灸師や柔道整復師に対するニーズも高まってくると予想されます。

【スポーツトレーナー】

トレーニングジムの流行やオリンピック開催の影響などもあって、スポーツトレーナーは現在人気の職種となっています。日本ではスポーツトレーナーになるための国家資格は存在しませんが、鍼灸師（はり師・きゅう師）や柔道整復師の資格取得者がその職につくケースは多いです。人体の構造に精通し、施術も行えるという点が強みとなっています。

仕事内容としてまず思い浮かぶのは、ジムでのトレーニング指導かもしれませんが、実はジムで働くスポーツトレーナーの多くはアルバイトであり、募集枠はさほど多くないようです。ジム以外では、スポーツ選手のサポートも大切な役割です。疲労をとるためのスポーツマッサージや、けがに対しての施術、テーピング、リハビリテーションなどを行います。契約形態としては、個人的にスポーツ選手と契約するか、治療院が提携するスポーツチームに帯同するかのどちらかになります。

【独立開業】

鍼灸師や柔道整復師の資格を取得すると開業権が与えられ、自分で治療院を営むことができます。したがって法律上は、資格を取得した時点から独立開業することも可能です。ただ、もちろん学校卒業後すぐに開業するというのは、現実的ではありません。1000万円から3000万円もの開業資金はそう簡単に用意できるものではありませんし、経験値も圧倒的に不足しています。なんとか開業までこぎつけたとしても、技術が未熟で、マネジメント能力もないような状態では、間違いなくすぐに閉院します。独立開業を目指すなら、まずはどこかの治療院に就職し、施術家としての腕を磨くとともに、分院長を経験するなどしてマネジメント力を身につける必要があります。

なお、一部の治療院には独立開業をサポートする制度をもっているところがあり、それを活用すると独立開業のリスクをある程度抑えることができます。

病院は本当に「いいことずくめ」の職場なのか

現在の鍼灸・整骨業界において大人気の職場といえば、病院です。

なぜなら、条件がいいからです。

募集条件を見れば初任給に関しては治療院より少し高めに設定され、福利厚生もしっかりしているところばかりです。実際に働いている人に聞いても、「比較的休みが取りやすく、労働時間も決まっており、残業もほぼない」と言います。加えて、個人が営んでいる治療院などに比べれば経営が安定しているところが多く、長く勤めていける可能性も高いです。

まさにいいことずくめですが、実は病院ならではのデメリットも存在します。

病院は医療の場です。なかには鍼灸科、整骨科といった専門の科をもっているところもありますが、それはほんの一握りで、ほとんどの場合、鍼灸や整骨はあくまで補助的な役割でしかありません。

仕事としては基本的には医師の指示を基に、決められたメニューの施術をすることになります。そうして言われたことだけをやるような環境に長くいれば、患者の見立てを行う力や、傾聴力、提案力といった、施術家として必要な力がなかなか伸びません。さまざまな症状の患者が訪れ、一人ひとりに合ったメニューを提案し、施術を行っていく治療院に比べ、成長のスピードが遅くなる場合があるのです。

また、病院では鍼灸師や柔道整復師に対するキャリアプランが用意されていないことがあります。キャリアアップの道がないと、いつまでも役職は変わらず、給料もさほど変わらぬままに、勤めていくことになります。したがって、新人としては給料が高めに設定されていても、5年先、10年先の収入は治療院に劣るということも起こり得ます。例えば、治療院で分院を任されるようになると、平均して35万円前後の給料をもらえますが、病院によっては、いつまで経っても新人時代とさほど変わらない給料で働き続けることになるかもしれないのです。

病院で働くことを検討するなら、こうしたデメリットも理解しつつ、「条件がいい」という点以外の、目的をもつほうがいいと私は考えます。例えば、スポーツ疾患について学びたいなら、病院の整形外科はうってつけです。そうした明確な目的があるなら、病院で働くことがきっといい経験になります。

職場選びをする際には、目先の諸条件だけで判断するのではなく、将来どうなりたいかをしっかりと考えたうえで、そのために必要な経験を積めるところを選ぶべきです。

［第3章］

将来転職することになっても通用する、知識、技術、接遇の3つの力

施術家に求められる、心構え

心構えは、施術に対する考え方や、患者との接し方、知識の習得量など、施術家としての根底を左右する極めて重要なものです。あらゆる時代に、あらゆる場所で活躍できるような施術家を目指すにあたり、行動の指針となるはずです。

自らの心構えというのは、必ず相手に伝わります。もし「お金儲けをしたい」「自分の思いどおりに施術したい」という利己的な心構えでいるなら、まず間違いなくそれが患者に伝わり、二度と来なくなるだろうと思います。

「どんなときも、他者を助け、癒すこと」

それが施術家の存在理由であり、あらゆる施術家に求められる心構えであると私は考えています。私は一人の施術家として「困っている人がいたら、必ず助ける」と決めています。治療院で患者を助けるのは至極当然ですが、それだけではなく、例えば道でお年寄りが困っていれば、こちらから声を掛け、自分にできることをするなど、人生すべてにおいてそのように行動しています。

私にとって施術家であることは、ただの仕事ではなく、生き方そのものです。その意味で心構えとは、言い換えれば「この道で生きる覚悟」なのです。

私がこのような考えに至るきっかけとなった出来事があります。

時は、高校時代まで遡ります。当時の私は、いわゆる不良で、悪さばかりしていました。

ある日、学校の授業時間中に学生服のままゲームセンターから出てきたところ、一人の男性に呼び止められました。

「君、高校生やろ」

私はその声の主を睨みつけました。

「なんやねん」

しかし相手は少しもひるみません。

「俺は、警察官や」

「……警察官って、制服着てへんやないか」

「今日は、非番なんや」

「非番なら、警察官やない。ただの一般人や。関係あらへんやないかい」

私がさらにすごむと、相手は静かな目で私を見て、こう言いました。

「俺は、格好で仕事をしているわけやない。仕事で警察官をやっているわけでもない。俺にとって、警察官とは生き方そのものや。だからどんなときであっても、警察官や」

諭すように言われ、私は衝撃を受けました。その言葉の裏に、プロフェッショナルとしての覚悟と責任、そして誇りを感じたからです。

それ以来、「自分もいつか、そのようにして人生をかけられる仕事と出合えるのだろうか……」とずっと考えてきて、巡り合ったのが施術家という生き方でした。

「施術家としての、覚悟と責任、そして誇り」

これらをどんなときも忘れずに、「いつも他者を助け、癒すこと」を実践していくというのが、一流の施術家になるための心構えであると私は考えています。

結果は「考え方×熱意×能力」で決まる

仕事においては、自らの考え方次第で、結果が大きく変わります。

京セラの創業者であり、稀代の経営者として知られる稲盛和夫さんは、「人生や仕事の結果は、考え方と熱意と能力の三つの要素の掛け算で決まる」と言っています。式で表すと、次のとおりです。

結果＝考え方×熱意×能力

稲盛さんは、「このうち能力と熱意は、それぞれ0点から100点まであり、これが積で掛かるので、能力を鼻にかけ努力を怠った人よりは、自分には普通の能力しかないと思って誰よりも努力した人の方が、はるかにすばらしい結果を残すことができる」と言います。その一方で、生きる姿勢である考え方は「マイナス100点からプラス100点まであり、考え方次第で人生や仕事の結果は180度変わってくる。能力や熱意とともに、人間としての正しい考え方をもつことが何よりも大切になる」と説きます（『京セラフィロソフィ』稲盛和夫著より）。

これを施術家に置き換えて考えるなら、能力とは、施術の才能、外見、雰囲気といった、天や両親から与えられたギフトであり、個人差が大きいものです。

そんな能力を最大限に発揮するための鍵となるのが、熱意です。

この熱意の源となるのが、施術家としての覚悟と責任、そして誇りという心構えであると私は思います。そしていくら才能があっても、熱意をもって努力することができなければ、掛け算の値、すなわち結果もゼロになってしまいます。

ただ、能力と熱意は、マイナスになることはありませんが、考え方には、唯一マイナスが存在します。たとえどれほどの才能と熱意があっても、考え方がマイナスであれば、結果はすべてマイナスになってしまいます。施術家であれば、ずっと磨いてきた技術や知識を、「人をだまし、儲ける」という考え方で使ってしまうと、結果は必ずマイナスになります。

施術家として一流を目指すなら、才能も熱意も、もちろん大切ですが、その前提として、考え方がプラス、すなわち正しくないと、結果が出ないのです。

なお、どんな際に考え方がマイナスに傾きやすいのかというと、自分のことしか考えなくなったときです。利己的になるほど、マイナスは大きくなりやすいです。

施術家として成長するための6カ条を心に刻む

考え方を常にプラスに保つためには、施術家としての正しい方向性を理解しておく必要があります。具体的には、「施術家として成長するための6カ条」を実践すると、才能と熱意との掛け算で結果がついてくるようになるはずです。

【施術家として成長するための6カ条】

第1条「3年間は、徹底して働く」

ある分野のエキスパートになるには、1万時間の練習や勉強といった努力が必要であるとする「1万時間の法則」というものがあります。マルコム・グラッドウェル氏の『Outliers』で紹介され、話題となりました。この法則によると、どのような天才であろうと、1万時間は努力しなければ、一流にはなれないとされています。1日あたり3時間の努力を積み重ねても、だいたい10年かかる計算です。

現在では、「そこまで単純な話ではない」などと、この説は否定されつつありますが、方向性としては間違っていないように思います。たくさんの施術家を見てきた私の結論としては、とにかく3年間、ひたすら仕事に没頭すると、エキスパートになるための土台ができると考えています。毎日9時間努力をすれば、3年で1万時間を達成できます。

この際のポイントとなるのが、無駄な努力をしないことです。現在の施術家は、ただ腕を磨けば患者が来た時代よりも、はるかに多くのことを勉強をする必要があります。そうした状況では、成果の出ない努力は避け、効率的に努力していくのが大切です。

そうやって一刻も早く一人前になり、施術家として独り立ちして初めて、患者を助けることができるようになります。

第2条「トップを目指す」

日本一高い山を聞かれれば、誰もが富士山と答えます。しかし日本で2番目に高い山を聞かれて、「北岳」と即答できる人は、かなり少ないはずです。このように世間では多くの場合、ナンバー1しか認識されず、それ以下は等しく話題に上らないものです。

組織のなかでも同じで、まずはそのチーム、その部署のなかでナンバー1の施術家にならねば、なかなかキャリアアップができません。やるからには、常にトップを目指すべきです。

なお、トップを目指す際に求められるのが、圧倒的な努力です。登山で例えるなら、最初に「富士山を登ろう」とする人は、準備不足やアクシデントが1つあれば、頂上まではたどり着けません。しかし、最初から「エベレストを登ろう」と思い、それを目指してトレーニングしてきた人は、どんなときでも富士山に登れるはずです。

最初からエベレスト、すなわち「組織のトップ」という最高峰を目指して努力していれば、チームや部署といった小さな単位では、楽にトップを取れるのです。

第3条「失敗を恐れない」

人間の脳は、基本的には物事をネガティブに解釈するようにできているといわれます。

自然界では、物事を楽観視せず、否定的に考えておいたほうが、生き残る確率が高かったのかもしれません。そうした本能的な部分で、失敗を恐れる気持ちが湧いてきます。

しかし、だからといって行動を起こさなければ、失敗がない代わりに成長もありません。失敗して初めて「うまくいかないこと」が分かり、修正できるのです。

失敗に対する解釈として、私がすばらしいと思うのが、アメリカの発明家トーマス・エジソンの思考法です。エジソンの功績の一つに、発熱電球を世に広めたことが挙げられます。その開発の過程で、エジソンは1万回も失敗したという逸話があります。その真偽はさておき、成功後にこんな言葉を残したといいます。

「失敗など一度もしていない。電球が光らないという発見を、1万回したのだ」

成功とは、失敗の先にあるものです。

物事に取り組む際には、失敗を恐れて最初からできない理由を並べ立てるのではなく、「どうしたらできるのか」を考えながら試行錯誤し、失敗から学んでいくことが必要です。

施術家として成長したい場合も、同じことがいえます。

第4条「困難な道を選ぶ」

「私は人生の岐路に立ったとき、いつも困難なほうの道を選んできた」

芸術家・岡本太郎さんが残した言葉であり、私も同じように考え、実践してきました。

選択に悩んだ際に、最も困難と思われる決断をするというのは、なかなか大変に思えるかもしれません。しかし、人は困難のなかでもがき、どうにか壁を突破しようと工夫をこらすことで成長していきます。最も困難な道とは、すなわち最も自分を成長させてくれる道にほかならないのです。

そう考えると、困難な道が現れたなら、それは成長のチャンスともいえます。誰もやらない仕事や、無理だと思われている仕事こそ、達成したときのインパクトは強く、自分に大きな成果をもたらすのです。

なお、チャンスについての逸話として「幸運の女神には前髪しかない」というものがあります。幸運、すなわちチャンスをもたらす女神には前髪しかないため、向かって来るその瞬間に捕まえなければならない、もし通り過ぎたあとに慌てて手を伸ばしても、後ろ髪がないためつかむことはできない、という意味です。

最も困難な道を選び続けるというのは、チャンスに向かって常に手を伸ばし続けている状態と考えることができます。

第5条「当事者意識を強くもつ」

自分が関わる仕事や物事のとらえ方で重要なものとして「当事者意識」があります。

新人のうちなどは特に、目の前にある仕事のほぼすべてが、誰かからオーダーされたものです。それに対し「やらされている」という印象をもち、仕事だからと仕方なくこなすような人は、当事者意識が低いです。逆に、あらゆる仕事を「自分ごと」ととらえ、自らにとって重要なものとして主体的に取り組むなら、当事者意識が高いといえます。

先ほど「施術家とは生き方である」と述べましたが、その心構えがあるなら、目の前のあらゆる仕事に対し、当事者意識を抱けると思います。

さらに当事者意識を高めていくと、常に主体性をもって仕事ができるようになります。

より良くするにはどうすべきかと工夫し、自ら考えながら進められるはずです。また、責任感も強くなり、投げ出さず、失敗しても人のせいにせず受け止められるようになります。向上することにも意欲的で、成長するスピードが速まります。

チームとして与えられた予算や目標に対して「誰かがやってくれるだろう」などと他人ごととしてとらえているうちは、いつまで経っても一流の施術家にはなれません。強い当事者意識をもつことが、成長へとつながります。

第6条「使命感をもつ」

「命」を「使う」と書いて、使命と読みます。自分にとって、たとえ命を燃やしてでも成し遂げる価値があること、存在のすべてをかけて達成していくべきもの、それが使命です。使命感があるかないかで、仕事の仕方も、成果もまったく違ったものになります。

使命感についての寓話として「3人のレンガ積み職人」というものがあります。

職人Aは、レンガを積むことを〝労働〟と考えて、生きるために仕方なくレンガを積んでいます。彼にとってレンガを積むのは苦痛であり、積み方も雑です。本人も口を開けば愚痴ばかりで、相当なストレスを抱えています。

職人Bは、レンガ積みを〝仕事〟としてとらえています。そしてその仕事があるからこそ、家族を養うことができていると考えています。彼はそれなりに丁寧にレンガを積み、愚痴も言わずに自分の役割をこなしています。

職人Cは、レンガを積む〝目的〟をもっています。それは「歴史に残る大聖堂を作る」というものです。完成すれば、そこで多くの人々が祝福を受け、悲しみを払う。そう思いを馳せながらレンガを積む彼の様子は実に楽しそうで、仕事ぶりも丁寧です。「こんな仕事に関われて幸せだ」と日々思いながら、使命感をもって働いています。

「レンガ積み」というまったく同じ仕事をしているのに、とらえ方一つで幸福感が大きく変わってくる。それが、この寓話から学ぶべきことであり、幸せに働くためのヒントといえます。使命感をもつことで、すべての仕事の主役が自分に変わり、それがやりがいにつながっていくのです。

そして、使命感の源泉となるのが高い次元での目標であり、会社なら理念やビジョンがそれに当たります。理念をしっかり理解し、本気で叶えようと思えたなら、使命感は自然に生まれてきます。そして仕事を「自らの使命である」と思えるようになれば、壁に当たって苦しい時期を迎えても、必ず乗り越えられ、次のステップへと進んでいけます。

「患者の十戒」を頭に入れておく

仕事で人の役に立とうと思うなら、自分の在り方だけではなく、他者がどうあるかについて、より深く考える必要があります。

私は、社員となった新人施術家たちに対し「したいことをするな」とよく言います。自分のしたい施術より、相手がしてほしい施術をする。対価をもらうとは、そういうことだと、理解を促します。

なお、私の治療院では、施術家が独りよがりになるのを戒めるべく、「患者の十戒」というものがあります。

【患者の十戒】

1　私には、選ぶ権利があります。しかし、あなたの施術を受ける義務はありません。

2　私は満足したいのです。満ち足りることができれば、どこの何の施術であっても構いません。

3　あなたのことを忘れても、私を責めないでください。自分と家族のことは忘れませんが、他人のことは忘れてしまいます。

4　私は常に、あなたの施術を受けるか、他から受けるか、迷っています。あなたの施術を受ける理由がなければ、私は他から受けるかもしれません。

5　私は何らかの得をしたいと思っています。あなたに得をさせる目的で施術を受けようとは思いません。

6　私は自動販売機から買うのではありません。人間から買うのです。私もあなたへお金を払う機械ではありません。

7　私をだまさないで下さい。もしだまされたと知った時、私は絶対あなたを許さないでしょう。

8　私は人間ですから、理性と感情があります。知らないものは警戒するし、施術を受けてよいかどうか不安だし、怪しいものは近づけません。

9　金の切れ目が縁の切れ目といいます。あなたが欲しいのは私の健康なのか、売上金なのか、私は見抜きます。

10　私に24時間必要なものは、空気と健康だけです。それ以外は、必要な時に、必要なだけあれば充分です。

簡単に解説を加えると、1は患者に選択権があること、2は顧客満足について述べています。3は定期的な接触の大切さ、4は差別化の重要性、5は患者の興味関心がどこにあるかを示しています。6は人が施術するからこその付加価値があること、7はコンプライアンスについて、8と9は患者の代表的な心理、そして10はニーズに合った施術を提供する必要性を説いています。

このような患者のニーズやウォンツ、気持ちをしっかりとヒアリングする力がないと、施術家として成功するのは難しいということです。

患者に不快感を与えないのが第一歩

とはいえ新人の頃から、いきなり患者のニーズやウォンツを理解するのは、難しいと思います。そのステップへと進む前段階に、誰もが確実にできること、そしてやらねばならぬことがあります。

それは、患者に「不快感」を与えないことです。

立場を置き換え、自分が施術を受けるならどんな施術者を不快と思うかを考えれば、分かってきます。

まずは施術者が「不潔な人」であったら、誰もが不快感をもつはずです。最初についた担当者が不潔なら、たとえ腕が良かったとしてももう二度とその治療院へは行かないと誓う人がほとんどだと思います。施術家の第一印象が、その院全体のイメージを左右するのです。

なお、人間の抱く第一印象は、身だしなみが深く関わっていると指摘する研究がありま す。アメリカの心理学者アルバート・メラビアンが提唱した「メラビアンの法則」です。

メラビアンが研究したのは、「人から矛盾したメッセージが発せられると、相手はそれをどのように受け止めるのか」についてでした。例えば、口では「あなたが嫌い」と言っているのに顔では笑っているというような、相反する情報があった際、人はどこに重きをおいて印象を決めるのか、ということです。

実験の結果、矛盾した情報があった際に人が参考にする割合は、話の内容である言語情報が7％、話し方などの聴覚情報が38％、見た目や表情といった視覚情報が55％となりました。つまり、人が重視する要素の93％は、視覚的要素と聴覚的要素であり、話す内容の影響をほとんど受けないのです。

そして、身だしなみは、印象の半分以上を占める視覚情報の主な要素です。それに加え、目線や表情、姿勢、声のトーンやイントネーション、言葉遣いなども、チェックされています。人間の脳は、こうした情報を瞬時に確認し、わずか30秒ほどで第一印象を判断するといわれます。

そうして瞬時に決まる第一印象が悪いほうにふれると、取り戻すのが大変です。メラビアンによれば、第一印象が薄れるまでには、3年もの期間を要するといいます。治療院では、実際のところその患者が再び訪れることはまずありません。

身だしなみは、おしゃれとは違います。おしゃれが自分のためにするものであるのに対し、身だしなみは他者に不快感を与えぬために、整えるものです。髪型、爪の長さ、ユニフォームの清潔感、口臭、体臭……。細部に至る気遣いができるかで、患者の第一印象が大きく変わります。特に忘れがちなのが鼻毛で、患者は多くの場合、下から施術家の顔を見ますから、しっかりとケアしておくべきです。そのほかに、しゃべり方や歩き方といった所作も、印象に影響するものであり、はきはきしゃべり、きびきびと動くというのも身だしなみの一つとして意識しなければなりません。

施術家個人だけではなく、院全体の清潔感というのも、患者の印象に残るものです。ラーメン屋なら、床が多少汚れていようが、おいしければ通う人はいるかもしれませんが、自らの身体を相手に預け、施術を受ける治療院という場所には、それよりもはるかに高いクリンネスの基準が求められます。私の治療院では、整理整頓とクリンネスを徹底し、定期的なチェックも行っていますが、それでも完璧ではないことがあります。例えば以前、売上の伸びない院を視察に訪れると、トイレの床に縮れた毛が一本、落ちていました。院のスタッフは若い男性ばかりで、誰も気にならなかったのかもしれませんが、それだけで患者は二度と来なくなる可能性があります。実際に、その院の成績が伸び悩んでいるのも、一本の毛という不快に気づけない意識の低さが大きく関わっていると私は感じました。

そこで徹底的に指導をしたところ、今ではクリンネスのレベルは常にベスト3に入るほどになっており、売上も持ち直しました。施術家個人としても、働く院全体としても、患者に不快感を与えないというのを徹底して行っていくというのが、基本中の基本といえます。

患者の「4つのニーズ」を理解する

治療院にやって来る患者には、いつの時代も変わらない、普遍的なニーズがあります。それを満たすことができれば、どんな時代でも活躍できる施術家になれます。

①施術……病気を治したい
②改善……痛みを減らしたい、楽になりたい

③癒し……気持ちをほぐしたい、リラックスしたい
④予防……健康でいたい、元気に暮らしたい

実は、このニーズすべてに応えられる施設は、世の中で治療院しかありません。施術や改善なら病院、癒しはリラクゼーションサロン、予防はジムなど、各個で見ていくとほかにもニーズを満たせる場所が存在しますが、トータルで叶えられるのは、鍼灸整骨院だけです。したがって、この4つをしっかりと満たしていくことが、施術家という職業ならではの強みとなり、競合施設との差別化にもつながっていきます。

現在の日本では、鍼灸接骨院の利用率は5％とも10％ともいわれており、まだまだごく一部の人しか足を運んで来ていない状況です。しかしこれは、治療院で4つのニーズが満たせることが世にほとんど知られていないからであると私は考えています。施術、改善、癒し、予防と、幅広く応えられると分かれば、利用者の数はもっと増えていく可能性があります。特に予防の領域は、健康な人も対象になるため、今後とても有望な市場であるといえます。

そうして市場のポテンシャルを広げていく意味でも、4つのニーズを満たすことのできる施術家が求められています。

知識、技術、接遇の「3つの力」を育てる

患者の普遍的なニーズに応えるため、私が必要であると考えるのが、「知識」「技術」「接遇」という3つの力です。

【知識力】

・知識の習得に終わりはない

施術や改善、予防を行うための土台となるのが、知識です。

いくらセンスが良い施術家でも、学校で習う解剖学や生理学といった基礎的な知識がなければ、効果的な施術を行うことはできません。例えばマッサージをする際にも、人体の

構造を正確に理解している施術家なら、どの筋骨をどのようにほぐせば身体が楽になるか分かりますが、知識がなければ、ただやみくもにもむだけの慰安で終わります。これはあらゆる施術に当てはまることであり、知識力は欠かせない力といえます。

知識力をつける方法は、ひたすら勉強するしかありません。施術の空き時間や休日などに、専門書を読み、こつこつと知識を増やしていくという地道な取り組みが求められます。

なお、私の治療院には、新人に対し知識を習得してもらう教育プログラムがあります。鍼灸師には、中国伝統医学の基本的な考え方を集中的に身につけてもらいます。柔道整復師なら医師にも負けぬくらいの筋骨の知識をつけるべく、徹底的に学んでもらいます。そのうえで、知識を試すテストを実施するなど、定着度をチェックします。こうして身につく知識は、業界でも最先端のものであるという自負があります。

ただ、鍼灸や柔道整復の世界は奥が深く、一生学び続けてもすべての知識を得ることはできません。また、流行の施術や最先端の技術がどんどん出てくるため、知識のアップデートも必要になります。

したがって、知識力を身につけることに終わりはありません。施術家として、生涯にわたり勤勉でいることが、知識力の維持向上には欠かせないのです。

・歴史を知り、知を深める

知識を得るにあたり、直接施術に関わるようなものはもちろん重要ですが、それ以外にも、鍼灸や柔道整復の歴史や世に広まった理由といった、施術の背景にある知識も押さえておくと、施術家としてより深みが出ます。

鍼灸と柔道整復、それぞれの歴史や特徴を読んで興味が湧いたなら、さらに詳しい専門書などを読んでみると、より体系的な知識が身につくはずです。

［鍼灸］

〈歴史〉

現在の鍼灸のルーツは、中国伝統医学にあります。

古代中国では、あらゆる物質や現象を陰と陽で区別する、という考え方がありました。人間の身体も異なった器官や組織が陰と陽の支配を受けるとされていました。

それを背景に、医学的な理論が体系化されていき、紀元前2~1世紀頃に、中国伝統医学の最古の書物である『黄帝内経《こうていだいけい》』が編纂されました。その内容は医学全般に及んでおり、鍼灸についても基礎理論が確立しています。『黄帝内経』では、内臓の大きさや重さがほぼ正確に記されており、当時の医学レベルがすでに一定水準に達していたことがうかがえます。

なお、古代日本では、天や神への祈祷などで病を癒すというのが一般的でしたが、朝鮮半島を通じて大陸の医学技術が流入したことで、国として医療制度が整っていきました。

以来、鍼灸は日本の医療の中心にあり、長きにわたり人々の健康を支え続けてきました。しかし明治時代に入り、西洋医学が台頭してくると、その存在感は徐々に薄れ、戦後には存続の危機を迎えました。そこで鍼灸師たちが立ち上がり、鍼灸に関する学術的な団体を作って、鍼灸の科学的な研究を行ったのです。科学的根拠が明確になることで次第に現代社会でも受け入れられるようになりました。1983年には鍼灸教育に特化した初めての4年制大学ができるなど、社会的な地位を確立しています。

〈特徴〉

中国伝統医学を含む東洋医学では、あらゆる物質や現象には陰と陽という相反する要素があり、それらが互いに影響し合っていると考えます。陰と陽の状態は、常に変わらないものではなく、昼と夜のように移り変わっていきます。この陰と陽の在り方を、医学上の診断に応用するのが、東洋医学の大きな特徴であり、あらゆる病はこの陰と陽のバランスが崩れることによって起こるとされています。鍼灸においても、患者に表れている症状を陰と見るか陽と見るかで、施術方針はまったく違ったものになります。

そのほかに、身体の各部や器官を、木、火、土、金、水の五種に分けてその関係性を見る五行論も、東洋医学の主要な理論です。

東洋医学の診断や治療は、病院で実践されている西洋医学とはまったく違います。

診断にあたっては、目の前の患者の肌や顔の色、声の調子、脈の状態、お腹や背中の具合、心の問題に至るまで、状態を細かく確認します。そのうえで、病の原因が、陰陽、五行のどこにあるかを見極めます。身体には気の流れがあり、その停滞が全身に悪影響を及ぼすという考えに基づき、鍼や灸を使って全身の気の流れを整えることで、施術していきます。ですから、たとえ患者が頭痛を訴えていても、西洋医学のように直接頭を診断するのではなく、原因となる気の乱れを特定し、それに応じた箇所に適切な施術を行います。実際に、頭が痛い場合にも、背中や手足などに施術を施して症状が消えるというのは、鍼灸の世界では当たり前にあることです。

中国伝統医学の強みといえるのが、病気になる前に、身体の気の乱れを整えて予防する、予防医学の要素が大きいことです。病気にかかってから薬を飲んだり、手術をしたりする西洋医学とは、この点も大きく異なります。鍼灸師は、病気の施術だけでなく、人々の健康の維持にもその能力を役立てることができます。

[柔道整復]

〈歴史〉

現代では、骨折や捻挫をすれば、まず整形外科に向かうと思います。しかし、日本における整形外科のルーツをたどれば、接骨術に行き着くことはあまり知られていません。西洋医学が入って間もない明治時代には外科のなかに、接骨術を施す「整骨科」があり、それが現在の整形外科へと発展していきました。

では、接骨術はいつから日本に存在していたのかというと、医療制度が規定された奈良時代には、骨や関節の損傷を取り扱う職があったようです。平安時代の古書には、接骨や整骨といった言葉が登場しています。

戦国時代になると、戦場で続出する負傷者をその場で治療すべく、解剖学や生理学、整骨に関する知識が必要となり、柔道整復の原型といえる「柔術」が形作られていきました。柔術では、敵を殺傷する「殺法」と、相手を蘇生させる「活法」があります。人の骨を外す殺法があれば、それをはめる活法もある、といった具合です。その活法が、現代の柔道整復のベースとなったといわれています。

接骨術は江戸時代に隆盛を極めましたが、明治維新で、新政府が成立して以降、西洋医学を主体とする医療制度の整備が行われたことにより衰退していきます。それに危機感を覚えた柔術家や柔道家が復権運動を展開した結果、1920年に資格化されたのが、「柔道整復師」でした。

〈特徴〉

柔道整復師は、骨や関節、筋肉、じん帯などの損傷に対し、手術や薬などを用いず、自らの手技で施術を行います。

折れた骨をつないだり、関節を入れたりといった直接的な施術もしますが、その手技の大きな特徴は、身体の自然治癒力を引き出し、機能回復につなげていくところにあります。例えば、傷ついた皮膚にかさぶたができ、治っていくように、筋骨や血液などにも、元に戻ろうとする働きがあります。そんな自然治癒力を、自らの手技によって高めるというのが、柔道整復師の施術におけるポイントです。

直接、患部に手を当てて状態を把握し、患者とコミュニケーションを取りつつ、筋肉や筋の緊張を緩和したり、逆に活性化したりしながら、治癒へと導いていきます。このような手法は、人体の構造や機能を熟知しているからこそ行えるものです。

また、全身の筋骨のゆがみを整えることで、免疫機能が向上します。病気を予防したり、けがをしにくい身体をつくったりすることもできるのです。超高齢化社会となった日本において、高齢者の健康増進に貢献できる柔道整復師の存在感はさらに増していくと考えられます。

【技術力】

・ほかを圧倒する「施術の力」を身につける

施術家としての最も分かりやすい評価となるのが、技術力です。より具体的にいうなら、「どれだけの人を治せるか」が、実績のすべてであるということができます。

私の治療院でも、治すことには徹底してこだわり、実際にたくさんの患者を治してきました。その実績があるからこそ、「ハイレベルな施術家集団」として知られるようになり、新入社員の多くが「治す技術を身につけたい」という志望動機で訪れます。

大学をはじめとした教育機関での勉強は、主に資格を取得するためのものであり、いくらしっかり勉強しても、施術家デビューしていきなり人を治せるようにはなりません。独自の技術をしっかりと身につけるための、教育プログラムの実施が欠かせないのです。

私が施術の中心に据えているのは、中国伝統医療の考え方です。

診察の段階から、「証」という見立てにより症状を判断し、そこから施術計画を作っていきます。ただ患部の痛みやしびれを和らげる対症療法ではなく、全身を内側から治していく根本施術を目指します。

まずは、マッサージを身につけます。鍼やストレッチといった専門施術にいく前に、とにかくマッサージの経験を積み、患者に手を当ててその状態や心を見ることに慣れていきます。相手を緊張させたり、痛みを与えたりして、失敗するなかで、徐々にマッサージの技術が培われていくのです。

マッサージには、あらゆる施術の基礎となる要素が詰まっています。マッサージが上達するほど、身体の構造が体感的に分かってきて、ほかの技術にも好影響を与えます。

なお、技術を伝える際には、すべてマニュアルとなる動画を作り、それを社員に共有しています。各治療院の院長に教育を任せてしまうと、技術力にばらつきが出てしまう恐れがあるため、あえてマニュアル化しました。

そのほかに、月一回、技術の勉強会を行って、その時々のニーズに合った技術を取り入れるようにしています。

私が施術家に必要だと考えるのは、圧倒的な技術力です。表に出ている症状から、内臓の状態を想像でき、生活習慣や精神状態などをトータルで判断したうえで、最適な施術をして、一発で施術を終えてしまうような技術があれば、きっとどんな世の中になっても、活躍することができるはずです。

・究極の技術の一つ、問診

技術力というと、多くの人は超絶技巧の手技を思い浮かべるかもしれません。

もちろん手技も大切ですが、それだけでは人を治すことはできません。いくらすばらしい手技があっても、そもそもの診断が間違っていたなら、意味がないからです。

一流の施術家は、症状だけではなく、人を見ます。

中国伝統医療において病気とは、たまたまかかったわけではなく、なるべくしてそうなってしまったと考えます。その人の思考や生活習慣、食べ物、趣味といったさまざまな要素を総合的に読み解くことで、病の原因が見えてくるということです。

西洋医学でも、がんや脳卒中といった疾患の要因として、運動、食事、喫煙などの生活習慣を挙げていますが、発想としてはそれと変わりません。ただ、東洋医学の問診の深度は西洋医学よりもはるかに深く、過去の経験、家庭環境など、その人を形作っている経験をできる限り多く聞き出していきます。

そうして情報を集めたうえで、病気の原因を探り当て、それに見合ったハイレベルな施術をして初めて、根本から治していきます。一流の施術家は、問診と手技という2つの技術を両輪として、根本施術を行っていくのです。

その人の本質を見たうえで施術をすると、時に「あえて治さない」という決断に至ることもあります。このあたりの感覚は、合理性を重視する西洋医学ではまず存在しないものです。

以前、私のもとに来た患者で、肩の痛みを訴える中年女性がいました。原因不明で、病院をいくつも回っても治らず、私の評判を聞きつけてやって来たといいます。痛み自体をとるのは造作もないことでしたが、問診の結果、私はあえてある程度、痛みを残すことにしました。

実は問診を通じ、その患者は嫁姑の関係で問題を抱えていることが分かっていました。聞けば、姑には介護が必要となりつつあり、その女性は自分が嫌いな姑の介護をするのが嫌で仕方がないということでした。

肩の痛みは、そのストレスからきていると私は判断しました。

そこでもし肩の痛みを完全にとり、身体が健康になってしまえば、その女性は介護を担わざるを得ず、新たなストレスが溜まる一方です。そうなると、肩の痛みが再発したり、肘や膝に新たな痛みが出たりと、また身体に異変が起きるのです。

逆に、肩に痛みが多少残っており、治療院の診断書があれば、それが積極的には介護ができない正当な理由となります。周囲に対してというより、自分の心に対して、正当な理由ができるというのが大きく、症状の進行は止まります。

確かにその場では、「治ると評判だから来たのに、完全には治らへんやん」と文句を言われましたが、それでいいのです。

のちに、その女性をよく知る別の患者さんから話を聞いたところ、しばらくして姑が亡くなると、女性の肩の痛みは嘘のように治まったそうです。ストレスのもとがなくなったわけですから、当然症状は消えます。

このような、相手に寄り添った対応は、施術家にしかできないものであると私は考えています。その基となるのが、問診の技術なのです。

・世界に通じる技術力をもつ師を探す

手技や問診の力を磨き、スペシャリストを目指すのであれば、欠かせないのが師匠との出会いです。自らの才覚だけで技術を育んでいくよりも、何千人もの患者を治してきた実績をもつ、世界レベルの技術力のあるような師を探し、その人のもとで修業をするほうが、やはり有利です。

私の場合も、師に恵まれ、技術力が培われました。治すことに絶対的な自信をもっている私の治療院の技術力も、元をたどれば私が師匠から教わった手技や問診の技からきています。

今でこそ技術力には自信がありますが、私は元から才覚に溢れた施術家だったわけではありません。むしろ学校では一番の劣等生で、素行も悪かったです。

そんな私が中国伝統医療の鍼灸の道に進むと言ったとき、周囲の先生からは止められました。「勉強がまともにできない人間が、膨大な知識を学ばねばならぬ中医鍼灸などできるはずがない」と言われました。

勉強嫌いの私が、あえて中医鍼灸を選んだ理由――。

それは、師匠がいたからです。

私の師匠である森田氏は、鍼灸の世界では3本の指に入る技術と並外れた才能の持ち主であり、毎日200ほどの患者さんを診ている、私のなかではまさに「ゴッドハンド」です。

学校の説明会に来て、「鍼一本で難病を治す」という奇跡のような話を聞いたときから、私は師匠と、中医鍼灸の世界に心奪われました。生まれて初めて、自分から「やってみたい」と思いました。師匠は、劣等生でまったく無知であった私を、「面白そうじゃないか。

おれはいちばん上か、いちばん下の人間が好きなんだ」と、雇ってくれました。

師匠の治療院に就職してからも、最初は金髪にピアスというあり得ない格好で患者の前に出ていました。それでも師匠は、広い心で私を受け入れ、かわいがってくれました。

学校では常にはみ出し者で、社会的にも迷惑な存在となりつつあった自分を全面的に受け入れてくれた人は、親以外では師匠が初めてでした。そんな師匠に恩を返すためにも、少しでも役立ちたいという思いが湧き起こりました。そして私は寝ても覚めても中国鍼灸のことばかりを考え、生活のすべてを捧げて技術を磨きました。

努力するのは当たり前として、私が一端の施術家に成長できたのは、やはり学んだ師が優れていたおかげが大きいです。スペシャリストを志すなら特に、最高峰の技術をもつ師を見つけなければいけません。

なお、師匠を探す際に気をつけなければならないのが、「宣伝のうまさ」にだまされないことです。ホームページや説明会などでは、誰もが当然、自分をより優れた施術家であるように謡います。ウェブサイトに投稿される口コミや評判も、お金を払えば評価を買えるものがいくつも存在しますから、安易に信じてはいけません。

実際に高い技術をもっている人の数は、本当に限られています。

技術を判断する最もリアルな目安となるのが、そこに通う患者の声です。本当に治す力のある施術家のもとには、立地にかかわらず患者が集まります。実際にその院に行って、患者に話を聞くのです。そのほかに、事情通の学校の先生に「この分野で最も有名な施術家は誰ですか」と聞いてみるなど、多角的に情報を集め、判断しなければなりません。

・最新技術を学び施術の引き出しを増やす

技術を磨くうえで、いつも考えていなければならないのが、「現在どんな技術が、人々に求められているか」です。伝統的な技術を磨き続ける一方で、流行の技術も適時身につけていく姿勢でいるのが大切です。

特に「流行」は、負担の大きい自費診療を受けてもらうための、一つの入り口となります。芸能人の間で流行っている、スポーツ選手が取り入れている、といったフレーズは、患者の関心を高めるキーワードです。

もちろん、まったく関心のない人や、その施術の効果が望めない人に、無理やりすすめるようなことをしてはいけませんが、話題を振り、関心がありそうならより詳しく説明するという営業活動はむしろ必要なのです。

私の治療院でも、２０２０年から美容鍼をメニューに取り入れたところ好評を博し、30代から60代の女性の患者が一気に増えました。そこで施術家に求められるのは、美容鍼の技術の習得です。ただ局部的に鍼を打って終わりではなく、例えば美容鍼が終わるとふらつきが出る人が多いため、その予防として足にも鍼を打つというように、全身の状況を見ながら施術することが必要となります。

また、最新のテクノロジーを積極的に学ぶ姿勢も重要です。

近年、治療院でよく見かける「ＥＭＳ（Electrical Muscle Stimulation）」をはじめとした電気機器での施術など、患者の役に立ちそうな最新技術があればどんどん学んで、施術の引き出しを増やしていくべきです。

こうした流行の技術や最新技術に加え、予防に関する技術も身につけ、磨いていくと、今後の大きな武器になるはずです。

【接遇力】

・4つの力を身につけ、接遇力を高める

接遇という言葉を辞書で引くと「もてなす、応接する」といった意味がでてきます。施術家がＢ　ｔｏ　Ｃのサービス業である以上、いかに患者を接遇し、満足させるかが、個人の評価に大きく関わってきます。

施術家にとって重要となる接遇力を具体的に示すと、「解説力」「質問力」「傾聴力」「接客力」の4つが挙げられます。

【解説力】

接遇力のなかで、最も大切であるといえるのが、解説力です。

いくら知識があり、技術が高くても、それがきちんと患者に伝わり、信頼を勝ち得てい

かなければ、選んでもらえません。実際に、せっかく知識や技術があるのに、解説力が足りずに患者が離れてしまう施術家を、私は数多く見てきました。

施術は、その方針を患者が理解することで初めて実行に移すことができます。一方的に説得し、言いくるめるようなやり方をすれば、患者は納得がいかず、不信感を抱き、二度と来ることはなくなります。相手を尊重し、きちんと説明したうえで、理解、納得してもらえる解説力があるかどうかが、信頼感や満足度を左右するのです。

解説力を磨くには、とにかく場数を踏み、成功例と失敗例から正解を導いていくしかありません。どんな言葉を使ったときに患者の心が動いたか、逆に何を言ったら患者の心が離れたのかといったことをひたすら収集し、試行錯誤するのです。先輩の施術家でトーク力のある人の実際の説明を書き起こし、完璧に真似てみるなど、先達から学ぶのも有効です。

なお、私の治療院では、14院におけるあらゆる成功例と失敗例を基に、理想的な成功例の動画を作りました。社員たちにはまずそれを完全に覚えてもらいます。

ただ、もちろんすべての患者が、その成功モデルに当てはまるわけではありません。

そのほかに、「時間がないときの説明法」「相手が緊張しているときの説明法」「施術を断られたら」など、これまでの経験から想定される細かなシチュエーションに対するマニュアルも用意しています。それを徹底的にロールプレイングすることで、一人ひとりの解説力を高めます。

説明をするにあたり、まず明確にしておくべきは、その施術のゴールです。痛みをとる、楽にするというのは、施術家として当然のことですから、それをゴールにしてはいけません。

例えば、足の痛みを訴える患者がいるとします。そこで患者に対し「もし足が良くなったら、どんなことをしたいですか」と、未来の自分の理想像を尋ねます。

「友達と気兼ねなく旅行に行きたい。階段を休まず上れるようになれば、迷惑を掛けることなく、一緒に旅行に出かけられる」

そんな答えが返ってきたところで、ゴールが決まります。

「では、休憩せず階段をしっかり上れるところまで、回復するのを目指しましょう。そのためには、まずこんな施術が必要で、次のステップとしてはこれをして……」

このように順序立てて説明したうえで、それぞれの施術に対する専門的な説明を行うと、納得してもらえる確率が上がります。なお、施術にかかるお金の話は、常に明確に話していかねばなりません。値段がはっきりしない時点で、患者は不信感を抱きます。

治療院というのは、地域密着型の商売です。施術家としても、パイの限られたなか、一人ひとりの患者からどれだけ信頼され、リピーターとなってもらえるかで実績が変わってきます。そのためにも、解説力を磨いていくのが大切なのです。

【質問力】

接遇における質問力は、技術としての問診とは異なります。問診は、病の本質的な原因を探るためのもので、その後の見立ても含み技術的な話ですが、ここで取り上げる質問力は、患者が何をしてほしいのか、何を求めているのかというニーズを把握するために必要となるものです。患者の４つのニーズのうち、どれを満たしたくて治療院を訪れたのかを正確に把握するのが、ニーズを満たす第一歩となります。

患者のニーズには、要求がすでに顕在化している「顕在ニーズ」と、いまだ明確にはなっていない「潜在ニーズ」があります。

例えば「痛みを和らげたい」と言っているなら、そのニーズはすでに顕在化していると考えがちですが、事はそう単純ではありません。「今日はどうされましたか」と質問すれば、多くの場合、「肩が凝る」「腰が痛い」といった答えが返ってくるでしょうが、それを真に受け、素直に施術をして痛みをとっても、患者が満足しないことがあるのです。

それはなぜかというと、本当に満たしてほしかった潜在ニーズが、満たせなかったからにほかなりません。表面上は、「痛みをとってほしい」と言っていても、実は癒しを求めていたり、痛くならないで済む予防法を知りたかったりという潜在ニーズを抱えている患者は、思いの外多いものです。そして時には患者自身も、そうした潜在ニーズがあることに気づいていませんから、話はさらに複雑になります。

患者の心に潜む真の望みである潜在ニーズを上手に聞き出すには、質問力が欠かせないのです。

質問力は、「こういう質問をしたら、こう反応した」という事例を集め、どんな聞き方をすれば患者の本音が聞き出せたかを調べていくと高まりやすいです。自分だけではなく、患者からの信頼の厚い施術家が、どのように質問を行っているのかを現場で学ぶのも有効です。

ここで一つ具体的なノウハウを示すなら、潜在ニーズを把握するためには「その症状によって困っていることはありますか」「その症状があると心配なことはなんですか」というような、「なぜ施術したいのか」を確認する質問を重ねていくのがコツであるといえます。

［傾聴力］

質問力とともに、潜在ニーズをつかんでいくために求められるのが、相手の話に誠実に耳を傾け、熱心に聞くという傾聴力です。

自分の身に置き換えて考えると分かりやすいですが、ただなんとなく話を聞いてくれる人よりも、時に相槌をうち、時に共感しながら話を聞いてくれる人のほうが、本音を打ち明けやすいと思います。意識的に傾聴の姿勢を示したほうが、患者の潜在ニーズを聞き出すことに成功しやすいのです。

逆に最もやってはいけないのは、相手の話を遮ることです。患者のおしゃべりが止まらずどうしようもないような場合はともかく、いくら自分が言いたいことがあっても、相手の話を遮ってしまうと、それだけで不快感が生まれます。

傾聴の姿勢をより具体的にイメージするなら、自分と仲が良く、かつ尊敬している人との会話を思い浮かべるといいかもしれません。そんな相手の話を夢中になって聞いているときの状態が、傾聴に近いと思います。

また、所作でも傾聴を意識せねばなりません。例えば腕組みは心理学的に拒絶や警戒の意思表示となるため、相手にも無用な警戒心を抱かせがちです。また、目を合わせずに話したり、きょろきょろと落ちつかなかったりすれば、相手もまた落ちつかぬ気分になります。

傾聴を示す代表的なテクニックに、「ミラーリング」と「オウム返し」があります。

姿勢やしぐさ、声のトーンなどを相手に合わせ、鏡のように同じ動きをすることをミラーリングといい、相手に親密感や安心感を抱かせます。相手が話したことを繰り返す「オウム返し」を適時挟んでいくのも、共感を示すために有効です。そのほかに、適度に相づちを打ったり、話すスピードを相手に合わせたりすることでも、傾聴の姿勢がより伝わりやすくなります。

最初は、意識してこれらを行うとなんだかわざとらしくなるかもしれませんが、練習あるのみで、ロールプレイングを繰り返すほど自然に傾聴の姿勢を保てるようになるはずです。

［接客力］

職人気質の人が多い施術家の世界は、まだまだ接客力が不足していると私は感じています。これを逆手に取るなら、接客力を磨くことで、ほかの施術家との差別化ができるということにほかなりません。

ここでいう接客力をより分かりやすく言い換えるなら、「ホスピタリティ」であり、施術以外の、患者に満足してもらうための行動を指します。治療院における施術とは、サービスであり、いわばレストランで注文された料理を提供するのと同じことです。ホスピタリティはサービスよりもワンランク上の概念で、レストランの例でいうなら、誕生日を覚えておき、さりげなくケーキを用意するような奉仕の精神を指すものです。

治療院が乱立するなか、ただサービスだけを提供していても、患者を感動させることは難しく、差別化もできません。今後は、癒しや予防のニーズにしっかりと応えられる治療院が生き残っていくはずですから、施術家の接客力も、より求められるようになります。

接客力のベースとなるのが、相手の立場に立って考えることです。そのうえで、「こうすればより相手が喜ぶだろう」「こうしたら、もっと快適になるのではないか」と、患者が思わず笑顔になったり、感動したりする行動を取っていきます。

治療院で一つ例を挙げるなら、足の調子が悪い患者に対し、二度目の来院からは担当の施術家が外で到着を待ち、手を取って院内へと導くというような行為が、接客力の高い行動であるといえます。

接客力を高めていくには、徹底的に患者のことを考え続ける必要があります。施術に全力を尽くすのは当たり前として、ほかにその患者のために自分ができることはないか、喜んでもらえるような工夫がないか、常に意識しておくのが大切です。

施術家が接客力を高め、発揮することで、患者は感動し、ファンになってくれます。接客力も、時代に左右されずに実績を上げるための重要なファクターであるといえます。

施術家として求められる態度を取る

患者のニーズを満たすべく、知識力、技術力、傾聴力、接遇力を磨いていくうえで、施術家として活躍するために日頃心掛けたいことが2つあります。

まずは、施術家として求められる態度についてです。

患者は、施術家に自らの身を委ね、施術を任せることになります。もし施術家の態度が自信なさげだったり、落ちつきがなかったりしたら、不安になるものです。いくら年齢が若くとも、経験が少なくとも、患者の前では常に「施術のプロフェッショナル」という姿勢を忘れず、患者を引っ張るつもりで接していくのが大切です。

これを私は、「患者にとってのリーダーになる」と表現しています。一人の人間としては、患者のことを尊敬して丁寧に接しつつも、施術に関しては自らの意見を遠慮なく伝え、リーダーとして導く必要があります。

真に患者のためを思って作った施術計画に対し、患者が難色を示し、反対しても、そこは引くべきではありません。もしそこで簡単に折れ、患者の言うとおりにしか施術をしないなら、それはプロフェッショナルとはいえませんし、患者のためにもなりません。相手の幸せを本気で願うからこそ、時として厳しさを見せ、真剣にぶつからねばならないのです。

技術、知識、接遇の3つの力がそろってくると、自然に施術の主導権を握ることができるようになってくるでしょうが、初めのうちから「施術については、自分が患者のリーダーである」という気持ちだけは忘れず、プロフェッショナルとして自信をもって患者と接するといいと思います。

また、所作に関しても、説明の際はゆっくりと話す、猫背にならず胸を張る、しっかりと相手の目を見る、きびきびと動くといった点を意識すると、自信があるように見え、患者は安心してその身を委ねることができます。

・雑談上手は、接客上手

そして2つ目は、患者とのコミュニケーションの取り方です。施術以外の話をする際には、そこまでぴりぴりする必要はありません。こちらからコミュニケーションを積極的に取り、心の距離を縮めていきたいところです。

会話でコミュニケーションを深めるうえで大切なのが、雑談です。相手が興味のある話や好きな話題を、面白おかしく話すことができるようになると、初対面からぐっと心をつかめるようになります。

もちろん誰もがそう簡単に、相手にとって面白い話をできるわけではありません。施術家はむしろ、口下手な人が多いと思います。ただ、実は雑談というのはスキルに近いものであり、特別な話術の才能がなくとも、コツを押さえ、準備しておけば、それなりに会話を盛り上げることができます。

雑談がうまい人というのは、とにかく話題が豊富で、相手の興味関心にぴったり合った話題を選ぶのが得意です。そうなるための下準備としては、まず話の引き出しを増やしておくことが重要になります。日々のニュースに目を通し、SNSで話題となっていることを頭に入れるなど、アンテナを張り巡らせておくと、話の引き出しは次第に増えていくと思います。

なお、雑談に使えるネタを示した語呂合わせで「テキドニセイリスベシ」というものがあります。これは、テレビ、気候、道楽（趣味）、ニュース、生活、田舎、旅行、スター（芸能）、勉強、仕事の頭文字からできています。

テレビ「最近、面白かった番組はありますか」
気候「急に冷え込んできましたね。体調にお変わりありませんか」
道楽「最近、はまっていることはありますか」
ニュース「昨日、駅前で事件があったようです」
生活「休みの日は、どんなふうにお過ごしですか」
田舎「ご出身はどちらですか」

旅行「最近、どこかへ行かれましたか」
スター「あの芸能人が、引退するらしいですね」
勉強「大学では何を専門にされていたのですか」
仕事「お仕事の調子はいかがですか」

この「テキドニセイリスベシ」を意識して仕入れておくだけでも、雑談の幅がぐっと広がるはずです。

そうして豊富に雑談のネタを用意しても、相手の興味関心を考えずに話してしまえば、コミュニケーションは深まりません。例えば患者が若い女性ならファッションやレジャーの話、中年の女性なら美容や育児の話、高齢の男性なら趣味や孫の話というように、世代や性別を意識したうえで話題を選ぶことが大切です。

［第4章］

独立よりも組織のなかで
マネージャーや分院長を目指す――
鍼灸・整骨業界でのキャリア形成

キャリア制度が整っている職場を探す

多くの職業がそうであるように、施術家も、実績をつくって立場や役職を上げ、所得を増やしていかねばなりません。

大企業なら、社内におけるキャリア形成のルートはある程度確立しているものですが、中小企業では、逆にそうして長期的にキャリアを築いていけるような環境があるケースは珍しいといえます。ほぼすべてが中小企業である治療院についても、キャリアアップの仕組みをもっているところは数えるほどしかなく、ほとんどの場合、分院長が一つの終着点となっています。

施術家が独立を前提として働いていた時代であれば、分院長の先には、独立という新たなキャリアがありました。しかし現代では独立よりも、組織に一生勤めていきたいという施術家が多数を占めています。分院長が最終キャリアの治療院に勤め、30代でそのポジションについたとするなら、そのあとはほぼ所得の上がらぬまま、同じ仕事をし続けていくことになるかもしれません。

したがって、一つの治療院で末永く働いていきたいなら、キャリアアップの仕組みが整い、役職を上げていける会社を選ぶのがベストです。

空前の売り手市場となっている今は、初任給を高めに設定して、人材を確保しようとする治療院が多くあります。選ぶ側としては、初任給の良さばかりに目を奪われると思います。しかし、キャリアアップについて深く考えることのないままに職場を選択すると、のちに後悔するかもしれません。

人生において、一般的に最もお金と時間が必要になるのは、40代から50代にかけてです。キャリアを考えるにあたっても、40代、50代でのキャリアをある程度予想できなければ、ライフプランが描けません。

また、人生100年時代といわれる今、少なくとも40年以上は、働き続けることになります。長期で働くつもりなら、40年先の自分をイメージできるような治療院を探したほうがいい、ということです。

私の治療院では、まず現場で実績をつくった社員が、自ら希望を出すことで「分院長」へ昇格するチャンスが巡ってきます。昇格は年功序列ではなく、能力があると認められれば若手でも分院長になれます。実際に、入社3年目の若手社員が、現在東京の分院のトップを務めています。

分院長として院の経営を行い、さらにそれで実績を出したなら、次のステップであるエリアマネージャーへの昇格が見えてきます。そしてエリアマネージャーとなり、数店舗の経営を統括して運営管理するという役割を見事に果たしたなら、そのあとに本部勤務となり、採用や人材育成の仕組みづくりに従事します。成果を出せば、最終段階である経営幹部への道が拓けます。

このキャリア制度は、鍼灸・整骨業界ではまだ珍しいものの、仕組みとしてはオーソドックスなものです。今後、さらに寡占が進み、組織として大きな会社が増えるに従い、こうしたキャリア制度をもつところもまた増えてくるはずです。

ダブル免許は、果たして必要か

キャリアアップを考えるなかで、多くの人が気になるのが、「ダブル免許の効果」だと思います。鍼灸師と柔道整復師の資格をダブルで取得することが、キャリアにどう関係してくるかという問題です。

結論からいうと、開業を目指すなら、メリットがあると思います。ただ、以前に比べればその価値は下がっているといえるかもしれません。

かくいう私は、最初は鍼灸師の資格を取りましたが、師匠から「開業するならそれ一本では食べていけないから、柔道整復師も取っておけ」とアドバイスされ、そのとおりにしました。保険施術を幅広く扱うことで、患者の間口を広げるという意味でも、ダブル免許は有用であるといえます。

なお、私の周囲では鍼灸師と柔道整復師が共同経営者となり、資格を補完し合って開業する施術家もいます。しかし保険診療のハードルがより低い柔道整復師に患者が多く集まり、鍼灸師の発言力が弱くなって、経営がうまくいかなくなるケースが非常に多いです。

やはり開業するなら、1人で2つの資格をもっておくほうがいいといえます。

一方で、組織のなかで働き続けていくのが前提であれば、資格は1つでも十分です。なぜなら1つの組織で自分のポジションを築いていく場合、鍼灸か柔道整復、どちらかの道に絞って進んで行くことがほとんどだからです。2つの資格があっても、結局はどちらかの資格しか活かせないという事態は避けたいところです。

スペシャリストか、マネジメントか

施術家のような技術職では、ある程度の段階で、スペシャリストかマネジメントにキャリアが分かれていくのが一般的です。私の治療院でも、キャリアの途中で選択できるようになっています。

自らの技術をさらに磨き、職人としての価値を高めるというスペシャリストの道を行くか、それとも組織を束ね、人材を育てるマネジメントの道へ進むか……。悩みは尽きないと思いますが、鍼灸・整骨業界に限っていうと、あまり深く考えずにスペシャリストを目指す人が圧倒的に多いと感じます。そもそもマネジメントのキャリア制度をもっているところが少ないことも影響しているかもしれません。

【スペシャリスト】

その名が示すとおり、ほかの人では到底実現できない、圧倒的な技術をもった施術家を目指します。鍼で難病を治したり、マッサージで内臓を元気にしたりといった施術を、常に高いレベルで行えるようになれば、スペシャリストといえます。

ただし、それほどの技術を身につけるには、努力に加え才能も必要です。例えば、メジャーリーガーの大谷翔平選手は、類いまれな才能の持ち主でありながら、人の2倍、3倍の努力をして、打者と投手の二刀流という、誰もがプロの世界では実現不可能と思っていた高みへとたどり着きました。

大谷選手の名を出したことで「そんな大げさな……」と感じる人もいるかもしれません。しかし、鍼灸や柔道整骨の世界で3本の指に入るようなスペシャリストになれるのは、100万人に1人ともいわれます。

腕前だけで患者がやって来るようなスペシャリストになるのは、それほどまでに難しいことなのです。もしスペシャリストの道を歩むなら、相応の覚悟をもって、自らの才能を信じ、徹底的に努力しなければいけません。「マネジメントに進むと責任が増えるから嫌だ、スペシャリストのほうが自分のペースで仕事ができそうだ」といった軽い気持ちで選択すると、まず一流にはなれません。

スペシャリストを目指すなら、すでに実績と権威のある施術家のもとで、技術を磨くという方法がありますが、技術が学べる代わりに給料が安いという「師弟関係」に近い契約に落ちつくことが多いようです。

なお、個人で開業している人のすべてがスペシャリストであるわけではありません。なかには、組織についていけずドロップアウトするような形で開業する施術家もいて、そうした人についても、スペシャリストにはなれません。

キャリアという点でいうと、本物のスペシャリストは、のれん分けからスタートするケースが多いようです。技術を武器に、一人で300万円の売上をつくれるようになれば、とりあえず食べていくことはできます。

ちなみに私の治療院には、「のれん分け制度」があり、独立開業への支援も行っています。今後、スペシャリストの育成にも力を入れ、いずれはスペシャリストだけが勤める、ハイレベルで高単価な治療院を、都心部の一等地に作りたいと考えています。

【マネジメント】

組織の管理や運営を示す概念として広く用いられるようになった言葉が「マネジメント」です。

この言葉は、アメリカの著名な経済学者であったピーター・ドラッカーにより発案されました。ドラッカーは著書のなかで、マネジメントとマネージャーについて定義しています。

マネジメント：組織に成果を上げさせるための道具、機能、機関
マネージャー：組織の成果に責任をもつ者

これにならえば、「組織をマネジメントする」という一文は、「組織に成果を上げさせるための運営を行う」というような意味になります。また、マネージャーは、治療院でいえばチームの責任者、分院長、エリアマネージャーなど、大小にかかわらず組織が出す成果

に責任をもつ人材を指します。

マネジメントの道を選択すると、いずれマネージャーとして部下を率いる立場になっていきます。マネージャーには、組織が果たすべきミッションを達成し、部下たちの育成や労働環境の整備を行い、ひいては組織として社会に貢献していくという役割が求められます。

仕事内容としては、予算や患者の来院数といった目標を達成すべく、人材管理や集客、サービスの設定、コストコントロールなど、組織の管理運営に関わる業務を幅広くこなします。

このように書くと、特別な能力がなければできない、難しい仕事に思える人もいるかもしれませんが、実は組織管理の手法というのはある程度確立されており、私の治療院でも教育の仕組みのなかに、マネジメント教育を取り入れています。経営者にまで上り詰めると、時代を読むセンスや勝負所を嗅ぎ分ける勘などの才能が求められることもありますが、組織内でのマネジメントであれば、特別な能力がなくとも努力次第でそれなりの成果を上げることができます。

たとえマネジメントの道に興味がないとしても、施術家がマネジメントの視線をもつというのは、とても大切です。経営視点で治療院全体の業務を見渡すことで、自分に求められている役割や、成すべきことが明確になります。個人としての目標を立て、時間を配分し、日々努力して達成するという行動管理もまたマネジメントといえ、成長のためには欠かせません。

なお、私の治療院では、マネジメント力を育成すべく、研修後から個人として達成すべき予算を設定し、「コミットメントシート」という行動管理のツールを用いて、自分をマネジメントしてもらいます。そのほかに、マネジメント力育成のためのミーティングや勉強会を定期的に行っています。

スペシャリストになろうと決め「技術バカ」を貫くという生き方も悪くはありませんが、それには相応の覚悟が必要です。スペシャリストかマネジメントで迷っているなら、技術と併せてマネジメント力を養っておくと、市場価値が高まり、「鍼灸・整骨戦国時代」のなかにあっても活躍の場が広がっていきます。

マネジメント力を養っていく方法を考えるために、まずマネージャーに求められる能力について、知っておく必要があります。

分院長を目指すのに必要なSTEPとは

マネージャーに求められる能力は、段階ごとで変わってきます。チームリーダーも、経営者も、広義では同じマネージャーですが、実際の役割はまったく違い、必要な能力が異なります。

私の治療院で分院長になるには、次の4つのステップを踏み、実績や能力を伸ばしていく必要があります。

STEP1：個人で実績を上げる

最低でも半年間の予算達成が必要です。3カ月なら勢いだけで達成を続けられることもありますが、半年にわたり達成するには、きちんとした計画がなければできません。計画性をもち、それを実績につなげられるかがポイントとなります。

STEP2：技術、知識、傾聴、接遇の指導ができる力をもつ

個人の能力でいくら実績をつくれても、それを人に伝えられなければ、組織運営に活かすことはできません。自らが育んだ技術、知識、傾聴、接遇を、他者へアウトプットできる能力が求められます。

STEP3：理念を熱く語れるようになる

人材の管理育成を行うのに、最も重要なのが理念教育です。理念こそ、組織として目指すべき究極の目標であり、その共有により絆や信頼関係が育まれていきます。まずは本人が、会社の理念に深く共感し、熱く語れるようでなければいけません。

STEP4：リーダーシップがある

一つの院を率いるリーダーとしてふさわしい行動が取れなければなりません。

このように、それぞれの段階で求められる要件を満たしさえすれば、私の治療院では年齢やキャリアに関係なく、分院長になることができます。実際に、14ある分院のうち5院のトップが20代となっています。年功序列という古き風習に縛られずにキャリアアップしたいなら、こうした実力主義の会社が最適です。

リーダーに求められる心構えとは

分院長になるにあたって、まず求められるのが「リーダーとしての心構え」です。

それを最も端的に表しているのが、約2500年前に書かれたとされる世界最古の兵法書、『孫子』にある、「一軍の将（トップ）に求められる心得」について述べられた部分です。孫子では、将には「智、信、仁、勇、厳」という5つの要素がそろっているのが大切であると説かれています。これを私なりに現代風に訳してみます。

智：状況を読む力、先見性

信：嘘をつかない、約束を守る

仁：慈愛、思いやり
勇：勇気、決断力
厳：信賞必罰をもって部下に当たる

これらの資質を兼ね備えていることは、あらゆる組織のリーダーにとって重要です。もう少し具体的な行動につながる心得として、私の治療院には、次の「リーダーの心得十一カ条」があります。

【リーダーの心得】

第一条「孤独に耐える」

リーダーとは、孤独なものである。それに耐えねばならない。好かれようとするな、好かれるリーダーは弱い組織を作る。時に恐れられるくらいの孤高のリーダーとなれ。

第二条「過程より結果を重んじる」

リーダーは結果がすべて。過程でいくら努力しても、結果が出なければ意味はない。

第三条「部下の指導に心を配る」

部下に好かれたいからと甘やかすことなく、厳しく、論理的に、指導を行う。どんな場所でも立派に通用するように部下を育てよ。

第四条「組織の方向性と未来をつかむ」

世の中の流れに常にアンテナを張り、何年か先の未来を読み、それに合わせて組織を導いていけ。

第五条「すべての責任を自分に求める」

部下の失敗も、売上も、すべてはリーダーの責任である。決して部下や他人のせいにしてはならない。

第六条「組織（商売）の社会的意義を常に見出す」

社会的に存在意義のある組織を作る。常に社会の需要を意識し、追求せよ。

第七条「率先垂範、陣頭指揮」

まずは自分が先頭に立って手本を示し、努力し、部下を垂範せよ。一人先に行き過ぎることなく、時に後ろを振り返りながら、誰よりも前を歩け。

第八条「戦わずして勝つことを心がける」

競争に巻き込まれれば、疲弊するばかり。人のやらないことに目を向け、オンリーワンを目指し、戦わずして勝つことを目指せ。

第九条「退く勇気・捨てる勇気を持つ」

格好悪くてもいい、時には潔く退く勇気をもて。メンツを失うとしても、あえて捨てる勇気をもて。そのあとに、再起を図る情熱があれば、それでいい。

第十条「他人に決心を委ねない」
目上の人に相談し、知識や経験を聞くときがあってもいいが、最後の決断は自分でせよ。他人に結論を委ねてはいけない。

第十一条「いつも明るく、前向きに」
リーダーはムードメーカー。組織の太陽であれ。

この十一カ条は、あくまで私が考えるリーダーの心得であり、業種や組織によっても内容が変わってくるとは思いますが、少なくとも治療院の分院長を務める際には、こうした心構えでいることで、リーダーにふさわしい立ち居振る舞いができるようになっていくはずです。

組織で求められるリーダーシップとは何か

そもそもリーダーシップが具体的に何を指すのか、理解している人は意外に少ないように思います。リーダーシップといえば、多くの人を惹きつけ、従える「生まれもったカリスマ」というイメージがあります。実際に一昔前までは、リーダーシップとは一つの才能であるとされてきました。しかし近年の組織論においては、リーダーシップは才能ではなく「スキル」であるという認識が一般的で、才能ととらえるのはもはや過去の認識となっています。

スキルである以上、誰でも習得が可能であり、実際にリーダーシップを育むための研修を行っている企業や組織がいくつもあります。一例として、アメリカのNASAには、宇宙飛行士に実施していた「野外リーダーシップ訓練」というものがあります。

この訓練では、宇宙飛行士は7～8名のチームになり、険しい自然のなかでキャンプをしながら山岳地帯を歩いたり、渓流を下ったり、雪山を歩いたりする過酷な行程をこなします。リーダーは毎日交換し、リーダーとなった人の役割は、ほかのメンバーを最も安全に、かつ効率的に決められた目的地まで到着させることです。

天候や移動経路、食糧の残量、各メンバーの体調などを考慮しながら、その日に最適と考えられる行動計画を立案し、メンバーを導きます。

この訓練を通じ、養われるのが自己管理能力です。

厳しい環境で訓練を続けるなかでその人本来の姿が浮き彫りになり、普段は見せない短所や欠点も表面化しやすくなりますが、リーダーはたとえどんな状況になっても自らの役割をこなし続けなければ目標を達成できません。苦しいなかでも役割を全うしていくことで、どんな状況になっても自分の感情や行動をコントロールするというリーダーの資質を身につけていきます。わがままやエゴ、自分を偽ったりよく見せたりする気持ちを抑え、仲間のために尽くす自己管理の力が高い人ほど、チームのなかで認められ、信頼を得ることができます。

なお、リーダーシップというと、「チームのトップが発揮するべきもの」ととらえがちですが、実はそうではありません。

この訓練では、日替わりでリーダーが変わりますが、そうしてチームのメンバーにもまたリーダーシップを求め、育てていくのが、強い組織づくりのポイントです。同じ立場のメンバーでも、キャリアの長さや得意分野などは異なり、能力も違ってきます。例えば、ある業務において高い能力をもったメンバーが自然にリーダーとなって仲間をフォローすることができたならば、その業務全体の効率が上がります。そうした習慣が根づけば、そのチームは必ず成長していきます。

逆にいうと、リーダーは自分の実績のためではなく、組織のためにリーダーシップを発揮し、互いの能力をうまく活かし合いながら、マネジメントを行っていくのが大切です。

なお、私の治療院では、リーダーに必要なスキルを定義し、教育を行っています。

- 答えが決まっておらずマニュアル化できないような事態に対して、自らの考えを基に判断する「非定型的意思決定」のスキル
- 自分が不利益を被っても、全体をプラスにするという「全体最適」のスキル
- コミュニケーションスキル
- 人をうまく褒めたり、叱ったりするスキル

●情報を分析し、最適な判断を下すスキル
●人のモチベーションを高め、動機付けするスキル

これらはほんの一例に過ぎませんが、まずはこのようなスキルがあると、リーダーシップが発揮しやすいということです。

組織の価値を示す「7つのS」

分院長になったら、リーダーシップに加え、組織の運営力も求められます。

組織運営とは、目標を達成するために行う計画や管理のことで、資源である人材、予算、モノといった要素を活用しながら、戦略的に目標達成を目指します。

世界的に名を馳せるコンサルティングファームであるマッキンゼー・アンド・カンパニー社は、会社における経営資源を「7つのS」で表し、これらが相互に作用している組織が優秀であるとして、組織の価値を示す指針としています。

①**戦略（Strategy）**
市場や競合の変化を分析し、競争優位性を維持するための方針

②**組織（Structure）**
最大のパフォーマンスを出すことを目的に構成された集団、その構造

③**システム（System）**
人事評価や報酬、業務管理、会計制度など、組織の活動を円滑にするための仕組み

④**スキル（Skill）**
個人のスキルおよび、組織に備わる営業力、技術力、マーケティング力などのスキル

⑤**人材（Staff）**
組織を構成する人材の能力と、その適切な配置

⑥スタイル（Style）

社風や、組織の文化、組織ならではのビジネスの進め方といった特徴

⑦価値の共有（Shared Value）

組織の理念やビジョンを全体で共有し、共通の価値観をもっているか

なお、これらの要素のうち①から③は「ハードのS」、④から⑦は「ソフトのS」と呼ばれており、ハードの改革は比較的容易であるのに対し、ソフトはなかなか改革できない要素であるとされています。

治療院も組織であり、これらの要素がうまくかみ合っているかどうかが、成果を左右します。例えばいくらスキルがあってもそれを支えるシステムがなければ組織として機能しませんし、戦略、組織、システムが完璧に整っていても、企業理念や組織文化が浸透していなければ魂のこもった組織にはならず、利益ばかりが目的になり兼ねません。

分院長となった際には、まず自らの会社がこの7つのSのうち、すでにどの要素を満た

していると考えるといいと思います。例えば、戦略やシステム、スタイル、価値の共有といった要素は、母体となる会社がしっかりと整えていたなら、さほど心配する必要がなくなります。そうして足りない要素を洗い出したうえで、そこを重点的に整えていくと、組織運営がうまくいくようになるはずです。

サービス業である治療院において、特に重要といえる要素が人材であり、そこで求められるのが先ほど紹介したリーダーシップです。組織をどう引っ張り、部下の力をどのように引き出して実績を上げさせるかが、分院の運営者の腕が問われるところです。

組織運営で求められる力とは

このような要素で構成される組織運営において求められるのが、運営力です。

組織をうまく管理運営していくには、いくつか必要な力があります。

〈適切な目標を定める力〉

運営にあたっては、まずは組織として達成すべき目標を正しく定め、方向性を示す必要があります。この目標は、「一人でも多くの患者の役に立つ」など人によってとらえ方が変わるようなものではなく、徹底して具体的にします。

運営者は、数字から逃げてはいけません。

治療院においても、患者から代金をもらっている以上、施術行為はビジネスであり、そのお金で自分も部下たちも生活できています。マネジメントの立場になったら特に、数字には敏感でいなければならず、目標や成果は「定量」で示すのが基本です。

予算や来院数といった定量的な目標を定めるにあたっては、現在の状況を冷静に把握し、誰がどの程度の数字を作るかを予測したうえで、組織として目指すべき目標を導きます。「前年以上」という目標を掲げる組織をよく見ますが、各個の部下の事情や、人材の移動、ビジネス環境の変化など、状況によって変わる要素があるはずです。盲目的に前年以上を目指すのではなく、状況を分析したうえで最適な目標をおくというのが大切です。

目標は、高過ぎても低過ぎてもいけません。高過ぎると、過剰なノルマなどが生まれやすく、低過ぎれば緊張感が失われ、いずれも部下のモチベーションを低下させます。各個の能力をどれだけ正確に見積もれるかが、最適な予算設定の鍵となります。

〈進捗を管理する力〉

組織が目標に向かって進んで行くなかで、その道程は順調か、どこかに問題は起きていないか、定期的に確認して進捗を管理するのも、マネージャーの重要な役割です。

分院長という立場なら、部下一人ひとりが達成すべき目標を与え、それに対しての成果が着実に上がっているかを小まめにチェックします。細かく指示してほしい人や、管理されるのが苦手な人など、さまざまな部下がいるはずですから、そうした性格に心を配り、各人に合ったやり方で進捗管理を行わねばなりません。

もし成果の出ていない部下がいたなら、その理由を分析し、ともに課題を解決していきます。プライベートに原因があるなら、悩みを聞いてアドバイスをするなど、精神的なサポートも含まれます。

そうした個々に対する管理に加え、組織として自然に人が動く仕組みをつくっておくのです。スケジュールの共有や、賞与の設定、理念やビジョンの定期的な学習など、組織がスムーズに回るよう、環境を整えるのが大切です。


〈モチベーションを管理する力〉


組織の生産性に大きく影響するのが、部下のモチベーションです。そして組織のモチベーションが下がったときにこそ、マネージャーの資質が問われます。リーダーシップがあれば、部下からある程度の尊敬と信頼を得ているはずですが、それでも各個のモチベーションが下がったなら、対策を講じねばなりません。

モチベーション管理の方法として有名なのが、業務内容や労働環境を見直す「外発的動機付け」と、やる気や自主性を引き出す「内発的動機付け」です。

具体的には、部下が今やるべきことを明確に示したり、各人の能力や適性をあらためて考慮し、配置換えを行ったりするのが「外的動機付け」です。叱り方と褒め方をより各人の性格に合ったものに工夫したり、自らが目標達成に向かって努力する姿を見せたりするのが「内的動機付け」です。これらをうまく組み合わせて、モチベーションを維持向上させていきます。

ほかにも、誰がやっても同じような結果の出せる仕組みやマニュアルを活用するなど、業務の並列化を行うというのも、その時々のモチベーションに左右されずに結果が出る組織づくりの一つの方法です。広い意味でのモチベーション管理になります。

〈コミュニケーション能力〉

成果を上げる組織づくりには、上司と部下の信頼関係が不可欠です。マネージャーという中間管理職にあるなら、上層部からも部下からも信頼される必要があり、双方の間を取り持つにはコミュニケーション能力が欠かせません。

例えば、上層部の言うことばかり聞き、現場の声には耳を貸さないようなマネージャーのもとでは、部下がモチベーションを高くもって働くことができません。現場に寄り添い過ぎて、上層部が求める管理者としての視点がもてなければ、最適な目標設定や組織管理ができなくなります。いずれにしても、組織としての成果を上げるのが難しくなります。

信頼関係を構築するには、まず接触頻度を増やすのが大切です。心理学的にも、接触頻度の高い相手には好感を抱きやすいことが分かっています。飲み会を設けたり、遊びに行ったりと、仕事以外の場でも関係性を築くようにすることが重要になります。

そのほかに、相手に対し興味関心をもつことや、話にしっかりと耳を傾け、相手の立場になって考えることなど、求められるコミュニケーション力にはさまざまな要素があります。

これらの力に関して、私の治療院では運営経験者が後任に教育する仕組みがありますが、もしそれがなくて自らノウハウを学びたいなら、外部のマネジメント講座を受講するなどの自己投資をするのも有効です。

マネジメント力は、寡占が進む鍼灸・整骨業界において、今後さらに求められる重要な力であり、身につければ自らの市場価値が確実に上がります。そして自己投資は、成長のために欠かせないものです。自らが目指す目標から逆算して高めておくべき能力を洗い出し、そこに時間とお金を投資するのです。

［第5章］

仕事もプライベートも充実させられる職場で働くことで、幸せな人生をつかむ

人生まで施術するのが、最強の施術家

「最強の施術家とはどんな存在か」

そう問われたときに、すぐに答えを返せる人は、少ないかもしれません。

目指す理想像は一人ひとり違いますし、スペシャリストなのか、マネジメントなのかという選ぶ道によっても「最強」の定義が変わります。ただ、そうした個人差を理解したうえで、あえて私が断言している最強の定義が一つだけあります。

それは、「患者の人生を変えるパワーをもった施術家である」というものです。

ただ症状をとるだけでは、生活は改善できても、人生までは変えられません。病気を診るだけでは、感謝はされても、価値観が変容するほどの感動を与えることはできないのです。

カウンセリングを通じ、患者自身も明確にできていないような思いや感情を引き出し、病気を根本的に治すとともに、人生の新たな希望や喜びに気づかせる。

そこまでいって初めて、患者の人生を変えることができます。

その領域にたどり着くには、ひたすら努力するしかありません。人生をかけて施術家という仕事と向き合い、たくさんの患者と出会い、師匠や先輩にも育ててもらうなかで、少しずつ進んで行く必要があります。

今でこそ経営者という立場にありますが、私はたたき上げです。現場で何万人もの患者と接し、一人の施術家として鍛錬を続けてきました。

若い頃を思い返すと、負けん気の強かった私は、師匠の治療院に入る際に「自分と出会ってよかったと言わせてみせます」と大見えを切りました。そこから唯一無二の技術をもったスペシャリストを目指してひたすら技術を磨いてきました。

分院長を任せられた際、「俺のやり方で成功するというのを証明してくれ」と師匠から言われ、ぽんと目の前に開業資金の札束が置かれたのは、いまだに忘れられません。そこから2年は、比喩ではなくほとんど寝ずに働き、なんとか師匠の期待に応えようと必死でした。

当時は28歳で、気力と体力に満ち溢れていましたが、それでも身体を壊して病院に運ばれました。無理やり退院し、家で点滴を打ちながら仕事に出ていた記憶があります。疲れ切り、心はすさみ、自分が何のために生きているのか分からなくなりました。

そうしてなんとか分院の経営を軌道に乗せ、1日に100人を診るところまでもっていけたのは、技術を磨きつつマネジメントを一から学ぶという膨大な作業を、逃げずにやり切ったからにほかなりません。

2003年に独立開業するとき、師匠は私に言いました。

「お前と出会って、良かった」

そこでようやく自分が一人前の施術家として認められたと感じ、私は思わず涙しました。

独立開業後も、最強の施術家を目指して日々、施術に明け暮れていたのですが、ある日ふと考えました。

「一人の施術家としては、自分が一生で救える患者の数は、せいぜい数千人に過ぎない。もっと多くの人を救うには、どうすればいいだろう」

今思えば、それがのちに施術家から経営者へと転身するきっかけでした。自らが師匠から受け継ぎ、培ってきた技術を他者に伝え、広めていくことで、たくさんの人を幸せにする。人生の目標が、いつしかそう変わっていました。

そんな思いを胸に、2015年に創業したのが、現在の治療院でした。

患者の人生を幸せに変えるような最強の施術家を、一人でも多く育てる。それが現在の私の、大きな目標の一つです。

仕事もプライベートも充実させている施術家たち

私の治療院には、いまや最強の施術家へと成長し、マネジメント力も兼ね備えた施術家たちがいます。彼ら彼女らが、施術家としてどのようにキャリアを重ね、どう人生を充実させていったかを知ることが、きっと自らの将来を思い描くうえでの参考になるはずです。

事例1

「マネジメントを極め、日本に鍼灸の魅力を広めたい」

鍼灸師　大谷大智さん

私が施術家へのあこがれを抱いたのは、高校時代でした。

野球に青春を捧げ、日々全力で練習に明け暮れていたところ背中を痛め、プレーできぬほどの激痛に襲われました。そのときに訪れたのが鍼灸整骨院であり、施術をしてくれたのが鍼灸師でした。

背中が痛いと訴えているにもかかわらず、手や足に鍼をさすのに最初は戸惑いましたが、一度の施術で痛みが嘘のように消え、本当に感動しました。

「自分も、鍼一本で人を施術し、感動を与えられるような人間になりたい」

そう思ったのが、鍼灸師を志したきっかけでした。

専門学校では、学ぶほどに鍼灸の世界の奥深さのとりことなり、特に中国伝統医学に強い興味を抱きました。そして就職時にも、伝統的な鍼灸の技術を施術のベースとしている治療院を探し、出合ったのが今働いている治療院でした。とはいえ当時は、いずれ独立開業しようと考えていました。そのために技術レベルの高い治療院で腕を磨きたかったというのが本音です。

2018年に入社し、最初の3カ月はひたすら研修を受けました。施術の仕方や患者との接し方といった技術面はもちろん、施術家とはどうあるべきかや、会社は何のために存在するかといった理念的な部分もしっかりと学んでいったことで、自分に施術家としての核ができたように感じます。

将来の独立を視野に入れていたため、マネジメントの経験は必ず必要になると考え、入社1年目から「いずれマネジメントをやりたい」と、意思を伝えていました。それに伴う実力をつけるべく、まずは施術家としての技術を徹底的に磨こうと、勉強を続けました。

働くほどに、「目の前の患者を治す」という施術家としての責任感がどんどん強まっていきました。定期的な研修のほかに、外部の研修を受けたのも、そうした責任感からでした。

その分、患者を治すことができたときの喜びは大きかったです。

足のしびれを訴えて来院した患者は、病院で「手術をしなければ治らない」と言われており、なんとか手術せずに治したいという希望をもっていました。

私はさっそくいくつかの施術を試しましたが、なかなかうまく合うものが見つかりません。試行錯誤の結果、電気施術で最も高い効果を得られると突き止め、患者の症状を完全にとることに成功しました。手術せずとも治ったということで、患者の驚きと感動は大きく、繰り返し感謝されました。このときの患者の顔こそ、施術家という仕事を続けるうえでの最大のやりがいとなっています。

また、施術家としての技術を磨くだけではなく、数字を作ることも常に意識し、マネジメントにふさわしい実績を上げようと努力しました。

組織で働くうえで心掛けていたのは、自分から積極的に発言し、動くことです。

例えば、患者の情報管理システムについて、ただ記録するだけではなく、鍼灸師の提案が患者にどう受け入れられたのかを数値化し、集計・分析ができるような仕組みを提案しました。結果的にそれが採用され、今では全社的に使われるようになっています。

私が働く治療院では、社員のチャレンジや提案にできるだけ応えるという風土があり、チャレンジが失敗に終わっても、それで評価が下がるようなことはありません。むしろみんなで改善案を考え、より良くブラッシュアップするなど、応援してもらえる環境があります。あらゆる社員のチャレンジを肯定してくれる組織であるのが、自分にとても合っていると感じます。

結果的に私は、実績と積極性を評価していただき、入社3年目でマネジメントへとステップアップすることができ、2021年6月に、東京の分院の分院長となりました。

マネジメントの立場になるにあたっては、統括エリアマネージャーより週1回から2回、3カ月にわたり研修を受けました。必要な知識や心構えを学ぶにつれ、患者に加え部下の人生をも背負っていることがよく分かり、責任感が強くなりました。

そこで変わったのが、将来の目標です。それまでは独立開業を考えてきましたが、「全従業員の物心両面の幸せを追求し、同時に人類の健康に貢献する」という理念を実践し、今の治療院で一人でも多くの患者、そして部下を幸せにするために生きるのも悪くないと思うようになったのです。

そのような発想でいると、プライベートでも、人の役に立つことに喜びを感じるようになりました。以前は、人との会話が苦手で、相性のいい人としか付き合ってきませんでした。今では人と心を通わせる努力ができるようになり、人間関係が豊かになりました。

現在の目標は、さらにキャリアアップしてエリアマネージャーとなることです。影響力のある立場となり、日本に鍼灸の魅力を広めていきたいです。

事例2

鍼灸師・あん摩マッサージ指圧師　二神美穂さん

「技術力を磨き、一人でも多くの患者を治したい」

私が鍼灸の世界と出合ったのは、高校生の頃です。

陸上部に所属していたのですが、大切な試合が近づいているタイミングで、練習で足を痛めてしまいました。そこで長く休めば、そのまま選手を引退することになるかもしれず、とにかく早く治してくれるところを探し、鍼灸院の門をくぐりました。

その治療院の先生は腕が確かで、病院では1カ月はかかるといわれたけがを、1週間も経たずに治してくれました。それには本当に驚き、感動しました。のちに進路を考える際にもこの経験が頭に残り、自分も同じように人を治したいと思い、鍼灸師になろうと決めました。

そうして鍼灸・整骨業界に入ったのは、2008年です。

最初は、いろいろな技術を学び、身につけたくて、リラクゼーションマッサージやストレッチなどを行う治療院を転々としていました。そのなかで、「やはり自分には、鍼灸が合っているようだ、鍼灸をより深く探求したい」という思いが出てきて、新天地を探し、今の治療院を見つけました。鍼灸で圧倒的な実績があったことに加え、女性が多く働いているというところにも惹かれました。

2017年から働きだしたのですが、入社してまず驚いたのは、本当に患者がどんどん治っていくというところでした。自分でも、風邪を引いたとき、先輩に施術を受けたのですが、1回の施術で治りました。私はスペシャリスト志望でしたから、願ったり叶ったりの状況でした。もし就職先として技術力の高い院を探すなら、まずは自分がそこで施術を受けて、その力を体感するのが一番の近道です。

私は最初から「鍼灸を専門にやりたい」と要望を伝えており、それを聞き入れていただいて、研修後しばらくしてから、鍼灸専門の施術家として働くことができました。

さらに、月に一度ほどの割合で施術メニューが変わるため、常に新しいチャレンジができ、飽きることなく腕を磨き続けられました。

働くなかで印象に残っているのは、ふらつきを訴えて来院した患者です。病院でどんな薬を飲んでも治らず、毎日つらく、苦しいということでした。しかし鍼を打つと症状がずいぶん楽になるというのが分かり、私は「毎日通って、少しずつ施術しましょう」と提案しました。すると、「これだけ楽になるなら」と毎日欠かさず来てくれるようになり、次第に症状が治まっていきました。自分の施術が間違っていなかったのにほっとしましたし、しっかりと信頼関係を築けたのもうれしかったです。

そうして施術技術が高まり、患者からも評価されるようになって、自分に自信がつきました。プライベートでもその技術を用いて身内を治すことができるというのは、施術家という仕事の大きなメリットです。

将来的には独立するかもしれないと考えると、マネジメントの経験が欠かせません。まずは分院長を目指すべきだろうと思うようになりました。また、最近は主任という立場で部下の面倒を見るようにもなり、育成の難しさに直面する一方で楽しさややりがいを感じるようにもなりました。

スペシャリストか、マネジメントか。今のところ結論は出ていませんが、焦らず熟考し、納得のいく答えを見つけるつもりです。

私の経験から言えるのは、まずはいろいろとチャレンジしてみるといいということです。私も、マッサージやリラクゼーションなどさまざまな仕事にトライしてみた結果、自分の得手不得手が分かり、以後は迷わず鍼灸の道を進めるようになりました。

悩むよりもまずやってみる、動いてから次を考えるという姿勢でいると、施術家として成長するチャンスをつかみやすいと思います。

これからも、患者の方々から「あなたでなければだめ」と言ってもらえるように、腕を磨いていきたいです。

事例3

「組織が成長すれば、患者も社員も、自分も幸せになる」

柔道整復師　伊藤潤一さん

私はもともと、個人経営の接骨院で働いていました。

手に職をつけたかったのと、両親の「人から感謝される仕事だよ」という言葉に背中を押され、19歳で接骨院に入りました。入社して1年後から、そこの先生の計らいで資格取得の学校に通い始め、3年で資格を取りました。最初は覚えることばかりで、加えて勉強も必要だったので、体力的にも厳しかった記憶があります。

結局その接骨院には、18年間お世話になりました。自分の技術に自信もついてきたので、独立開業しようと決めたのが、転職のきっかけでした。

開業の前に、まずはいくつかの院で働いてマネジメントの勉強をしようと考え、実際に個人経営の院を3つほど回りました。

その最後の院で雇われ院長を務めていた際、オーナーの施術家が急死……。院を閉める話が出ていたのですが、そのオーナーとは旧知の仲であった野本社長（著者）が名乗りを上げ、M&A（会社の合併や買収のこと）という形で事業を引き継ぐことになりました。

そこで、院長だった私に「引き続き運営をやってみないか」と声を掛けてもらい、2019年に今の治療院に入社しました。

入社してまず驚いたのが、「厳しさ」です。ルールを守るのはもちろん、技術の鍛錬、自己投資など、あらゆる面で成長のための行動が求められました。院長としても、それまでは来院した患者をどう満足させるかしか考えてきませんでしたが、予算の達成にシビアで、集客や顧客管理などについてもハイレベルなマネジメント力が必要でした。

それまで個人経営の治療院しか経験しておらず、良くも悪くもぬるま湯の環境にいたというのを、入ってすぐに思い知らされました。

それでも、マネジメント術を先輩社員に教わり、仕事が終わってからも自主的に学び続けていったことで、少しずつ実績が上がるようになっていきました。

施術家は、働く環境によって将来の成長が大きく左右されると実感しました。もちろん個人の治療院が悪いわけではまったくありません。自らが目指す姿に応じた場所で働くのが大切だと思います。

私はマネジメントの道を歩みましたが、周囲の社員たちはとにかく勉強熱心で、施術に対する熱い思いがあります。そんな環境だったからこそ、自分も必死で努力できたと感じています。

現在は、エリアマネージャーに昇格し、4店舗の経営管理を行っています。

現場に出る機会が減り、接触頻度が減ったなかで部下を引っ張っていくには、より高いリーダーシップが必要です。離職しそうな人に気を配りメンタルをケアしたり、問題が起きそうなところを先回りして見つけ、潰したりと、さまざまな面でマネジメント力が求められます。

現在の鍼灸・整骨業界を見れば、今後10年で寡占がさらに進み、個人医院が厳しくなるのは明らかです。私はもともと独立開業を目指していましたが、今の治療院に骨をうずめる覚悟を決めました。マネージャーの仕事にも、やりがいを感じています。

最もうれしかったのは、自分が新卒から育成を手掛けてきた直属の部下が、東京の院の院長になったことです。その報告を聞いたときには、心がじんわり温かくなり、「これが、この仕事のやりがいなんだ」と感動しました。

これからも、一人でも多くの社員が、今の治療院に入ったことで幸せになってくれるよう、力を尽くしていきたいです。現在の目標は、会社をより大きく成長させることです。それができて初めて、より多くの患者と、そして社員を幸せにできる力がつくのです。

そうして止まらずに走り続けていけば、自分のまた人生も豊かになっていく。私はそう思っています。

事例4

鍼灸師　髙橋知子さん

「女性施術家の目標になれるような幹部社員でありたい」

私は現在、今の治療院で最も古株の社員です。

野本社長が2003年に個人医院を開業したときのオープニングスタッフとして、入社しました。

それまでは、大学を出てからエステ関係の仕事につき、海外で働くなど、主にエステ業界でキャリアを積んできました。

もともと鍼灸・整骨業界を目指していたわけではなく、ちょうど転職を考えていたタイミングで求人情報を見つけたというのが正直なところです。個人医院だった時代も、最初は補助的な業務しか行っていませんでした。そのあと、野本社長のすすめもあって資格を取得し、施術家として現場に立つようになりました。

私が現場で最も大切にしてきたのは、ホスピタリティです。施術技術はもちろん重要ですが、プロとしてあってしかるべきものであり、それだけで勝負するのは難しい……。そんななか、エステ業界で学んだホスピタリティが、鍼灸・整骨業界でもきっと活きるはずだと考え、実践してきました。

また、流行の技術を取り入れることも意識し、提案を行ってきました。美容鍼に代表される美容関連のメニューは、私の発案で始まったものが多いです。

こうして振り返ると、私は野本社長とともに、より経営を安定させるにはどうしたらいいかを常に考えてきており、マネジメントの道を歩んできたのだと感じます。

特に初期は、店舗運営のノウハウがほとんどなく、失敗を重ね、試行錯誤するなかで、徐々に現在のノウハウが培われてきました。

会社として一つの転換期となったのは、2018年の東京進出です。

当時は、それまでナンバー2だった人材が退職し、そのあとを私が引き継いだばかりでした。店舗展開のノウハウが磨かれ、技術も高いレベルまできていましたが、とにかく人材不足で、採用が組織拡大の壁となっていました。

人材採用は、地方よりも主要都市が有利です。そこで私が東京行きを志願し、2018年に1店舗目を立ち上げたという流れがありました。

初めはまったく思うようにいきませんでした。東京でも相変わらずの採用難で、未経験者しか採れません。そこで教育制度やマニュアルを徹底して構築し、未経験からでも短期間で技術力やホスピタリティが磨けるような仕組みをつくりました。

また、店舗の売上自体も停滞していました。東京の患者と、本拠地である大阪の患者とは、価値観がまったく違い、それに戸惑うばかりでした。例えば、大阪では「説明はいいからはよ施術して」という患者がほとんどで、文句があれば施術中に訴えてくるのが普通でした。しかし、東京では事前に丁寧に説明したうえで施術を始めないと、患者から信頼されません。このような文化の違いを少しずつ理解し、東京という地に合わせたホスピタリティを発揮できるようになるまで、半年以上の時間がかかりました。

現在では、東京エリアで7店舗を出店し、大規模な採用活動が行えています。また、各院で人材の調整もできるようになり、東京での体制がようやく整ったと感じています。

個人としては、2020年からマネジメントに専念する立場となりました。

具体的には、統括エリアマネージャーとして全支店を管理するのに加え、東京エリアのマネジメントをするという役割を担っています。

今のやりがいは、社員の成長です。「施術家集団」としてここまでやってきましたが、すばらしい技術を新たに入ってくる社員たちに引き継ぎ、いずれ日本中に広げていくのをモチベーションに仕事をしています。

これからは、鍼灸・整骨業界でも、100店舗、200店舗を抱えるチェーン系の治療院がいくつも出てくると思います。それに伴って、私のようなマネジメント専門の幹部社員の数も増えてくるでしょう。

業界としてはまだまだ男社会で男性の幹部が多いのですが、そんななかで女性である私が実績を上げ続け、女性施術家がマネジメントを目指す際の一つのロールモデルとなれたなら、とてもうれしいです。

おわりに

コロナ禍は、多くの治療院にとって大いなるピンチと考えられていたと思います。しかしふたを開けてみると、私の会社の売上はコロナ以前の1・5倍にまで伸び、企業として成長することができました。ほかのチェーン系治療院のいくつかにも同様の傾向が見て取れますから、患者のニーズはコロナ禍でむしろ高まったように思えます。

感染を恐れて家に閉じこもる日々のなか、身体を動かさないことで凝りやしびれが現れる人が多く出ました。さらに、精神的にもストレスを抱えたとき、治療院に行くという選択をする人が多かったのです。

そうして身体と心の両方を施術できる場所は、治療院しかありません。薬や手術といった医療行為ももちろん大切ですが、より人々の日常に寄り添い、病気予防や健康維持に貢献できるのは施術家しかいない、というのが私の結論です。

日本は、世界のどこよりも早く、超高齢化社会に突入しました。現在50歳以下の人々の平均寿命は100歳を超えると予想され、人生100年時代が近づいています。

しかしながら、寿命が延びたからといってその分誰もが幸せになれるわけではありません。多くの人が健康でいられるのは現状だと80歳くらいまでとされ、残りの20年をどのような状態で過ごすかが、人生100年時代の課題となっています。

そこで活躍できるのが、施術家です。

病気の施術はもちろん、予防のための総合的な知識をもち、人々の健康維持にその腕を振るうことができる存在だからこそ、社会を支える使命と責任があると思っています。コンビニよりも数が多い治療院で気軽に病気の予防ができるようになれば、確実に健康寿命は延び、日本の財政を圧迫する医療費の削減にもつながっていくはずです。

その先陣を切るのが私たちでありたいと考えています。「人々の健康寿命を100歳まで伸ばし人生を豊かなものとする。同時に日本の医療費削減に貢献する」というミッションを掲げて、日々活動しています。

そんな思いを一人でも多くの人に届け、その施術技術と情熱を日本中に広げていくのが、今の私の目標です。

具体的には、2025年までに鍼灸整骨院を50店、2035年までに300店舗まで増やしていきたいと考えています。

私の信念は、「自分に関わるすべての人を幸せにすること」です。

経営者としても、施術家としても、その思いは変わりません。

本書が施術家として将来を考えるための一助となり、本書を通じこの先の人生が少しでも幸せなものになるよう、願ってやみません。

野本一也（のもと　かずや）

鍼灸専門の短期大学を卒業後、大阪の鍼灸整骨院で9年間、中医鍼灸を学ぶ。分院の院長などを務めたあと、「患者さんの健康寿命を１００歳まで伸ばす」を掲げ独立。２００３年に野本鍼灸整骨院を開業、２０１５年に株式会社ＮＯＭＯＫＯＴＳＵを設立する。創業以来、患者の心身をともに癒すことをミッションとし、痛みや病のない人生を送れるようにすることを目指している。自社についても、施術家が誇りとやりがいをもって働ける会社とするべく、奮闘中。

本書についての
ご意見・ご感想はコチラ

鍼灸・整骨業界を目指すキミへ

二〇二二年一月二八日　第一刷発行

著　者　野本一也
発行人　久保田貴幸
発行元　株式会社　幻冬舎メディアコンサルティング
〒一五一-〇〇五一　東京都渋谷区千駄ヶ谷四-九-七
電話　〇三-五四一一-六四四〇（編集）
発売元　株式会社　幻冬舎
〒一五一-〇〇五一　東京都渋谷区千駄ヶ谷四-九-七
電話　〇三-五四一一-六二二二（営業）
印刷・製本　中央精版印刷株式会社
装　丁　立石　愛

検印廃止

Printed in Japan　ISBN 978-4-344-93708-6　C0295
幻冬舎メディアコンサルティングＨＰ　http://www.gentosha-mc.com/